editore di eccellenze
CHIMICA

BIOSENSORI
e COVID-19

FABIANA ARDUINI

LAURA FABIANI

ALESSANDRO PORCHETTA

labozeta
la sicurezza nel laboratorio®

Pubblicato a cura di: Labozeta s.p.a.
© 2021 - Labozeta, editore di Eccellenze
Progetto grafico e impaginazione: Asaki Kurihara
Ufficio Stampa & Comunicazione: Alessandro Ambrosin
Supervisione: Paolo De Matthaeis

SOMMARIO

INTRODUZIONE

di Alessandro Ambrosin, Labozeta Spa

Con l'avvento delle tecnologie abilitanti in ambito Industria 4.0, la sensoristica si è imposta come uno strumento essenziale nella ricerca accademica e industriale e nel rilevamento in ambiti sensibili come la lotta contro i virus e le malattie infettive. Il workshop svoltosi il 24 marzo 2021 sulla piattaforma Spring Nature dal titolo *Cutting-Edge (Bio)sensing Technologies for Fighting Infectious Deseases* è la prova dell'interesse mondiale che suscita questo argomento. La tematica, difatti, affrontata in un'ottica multidisciplinare, rappresenta un punto di forza proprio sull'uso di una tecnologia sempre più avanzata e poliedrica, il cui uso sta portando dei benefici inconfutabili in svariati ambiti.

Pensiamo all'integrazione dei sensori con l'intelligenza artificiale e il machine-learning, quindi il rilevamento di dati della loro elaborazione e interpretazione e dai quali la stessa macchina sarà in grado di prendere autonomamente delle decisioni. Insomma, ci troviamo di fronte a una rivoluzione copernicana in grado di portare nel minor tempo possibile risultati concreti nei più disparati settori della ricerca.

Questa pubblicazione vuole partire proprio da questo workshop, a rappresentazione di un incontro internazionale di autorevoli esponenti della scienza mondiale, che ha visto la partecipazione della Professoressa Fabiana Arduini del Dipartimento di Scienze e Tecnologie Chimiche dell' Università di Roma Tor Vergata. In questo libro, alla cui stesura hanno contribuito anche la dott.ssa Laura Fabiani e il dott. Alessandro Porchetta, si affronta questa tematica portando approfondimenti di alcune ricerche e sull' uso consapevole della sensoristica e dei suoi molteplici utilizzi.

La pandemia sarà probabilmente ricordata come la causa maggiore di effetti devastanti perchè, dalla sua diffusione, si è scatenata una vera e propria destabilizzazione socio-economica, riportando alla luce paure primordiali, ma anche nuove modalità di osservare e affrontare gli eventi del passato traendo nuove ispirazioni e opportunità. L'intraprendenza dei nostri scienziati, l'intuito dei ricercatori e l'imprenditoria illuminata rappresentano l'asset sinergico e strategico del presente, quale punto di partenza per le nuove sfide del futuro. Solo con una visione d'intenti comuni e una maggiore consapevolezza, saremo in grado di rafforzare il nostro ruolo all'interno dell'Europa e competere per i nostri obiettivi più nobili a beneficio dell'intera collettività.

Alessandro Ambrosin
Labozeta Spa

SARS-CoV-2, che cos'è?
di Laura Fabiani

IL NOME

SARS-CoV-2 (sindrome respiratoria acuta grave CoronaVirus-2) è un nuovo ceppo virale che fa parte della famiglia dei Coronaviridae, identificato nell'uomo per la prima volta nel 2019. COVID-19 (Corona Virus Disease - 19) è il nome dato alla malattia associata a questo virus. I coronavirus sono virus che circolano tra gli animali e alcuni di essi infettano anche l'uomo. I pipistrelli sono considerati ospiti naturali di questi virus, ma anche molte altre specie di animali sono considerate fonti. Ad esempio, il Coronavirus della sindrome respiratoria del Medio Orientale (MERS-CoV) viene trasmesso all'uomo dai cammelli e la sindrome respiratoria acuta grave Coronavirus-1 (SARS-CoV-1) viene trasmesso all'uomo dallo zibetto (1).

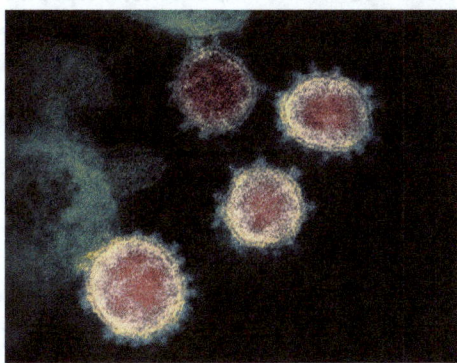

Fig. 1: Immagine al microscopio elettronico a trasmissione del SARS-CoV-2 isolato da un paziente negli Stati Uniti e coltivato in laboratori. Credito: NIAID, CC BY 2.0

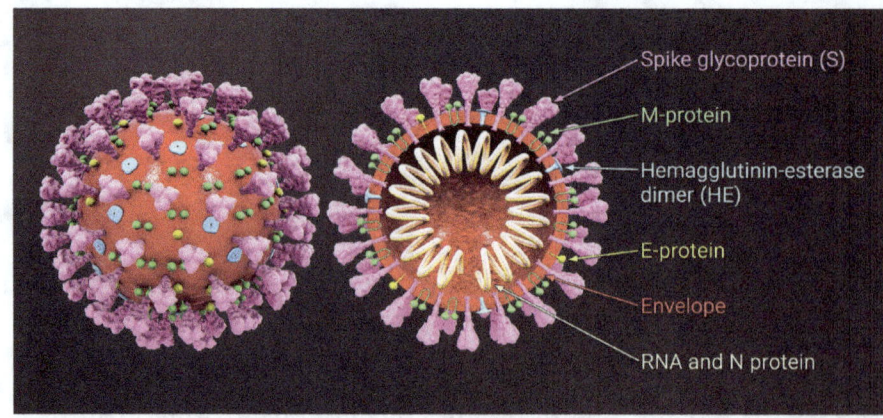

Fig.2: Struttura del SARS-CoV-2 https://www.scientificanimations.com, CC BY-SA 4.0
<https://creativecommons.org/licenses/by-sa/4.0>, via Wikimedia Commons

LA STRUTTURA

Un virus è costituito da un nucleo di materiale genetico, DNA o RNA, circondato da un involucro protettivo costituito da proteine e lipidi. I virus sono in grado di sopravvivere e replicarsi solo all'interno delle cellule ospiti (2).

Nel virione mostrato in figura 2 sono rappresentate tutte le componenti del SARS-CoV-2, virus capsulato con genoma ad RNA a singolo filamento, passibile di errori durante la replicazione all'interno della cellula ospite per mancanza dei meccanismi di correzione. Alcune di queste mutazioni possono conferire nuove proprietà, come la capacità di infettare altri tipi di cellule o persino nuove specie.

I Coronavirus hanno morfologia sferica e dimensioni di 50-200 nm di diametro, il rivestimento del virus, chiamato envelope, è costituito da una membrana lipidica, che il virus *eredita* dalla cellula ospite dopo averla infettata, e da diverse proteine codificate dal proprio genoma (3, 4).

• La glicoproteinaS

(*spike*, dall'inglese *punta*, *spuntone*), è una proteina strutturale presente nell'envelope, che viene divisa da una proteasi formando due subunità separate (S1 e S2). La proteina spike pesa 180-200 kDa ed è formata da 1273 aminoacidi. Le differenze principali di questo nuovo Coronavirus rispetto agli altri della stessa famiglia riguardano proprio questa proteina spike, capace di legare le cellule dell'ospite. In particolare, all'interno della subunità S1, c'è una sequenza di aminoacidi nota come RBD (*Receptor Binding Domain*) in grado di di legare il recettore ACE2 (*angiotensin converting enzyme 2*), espresso dalle cellule dei capillari dei polmoni (3, 5, 6).

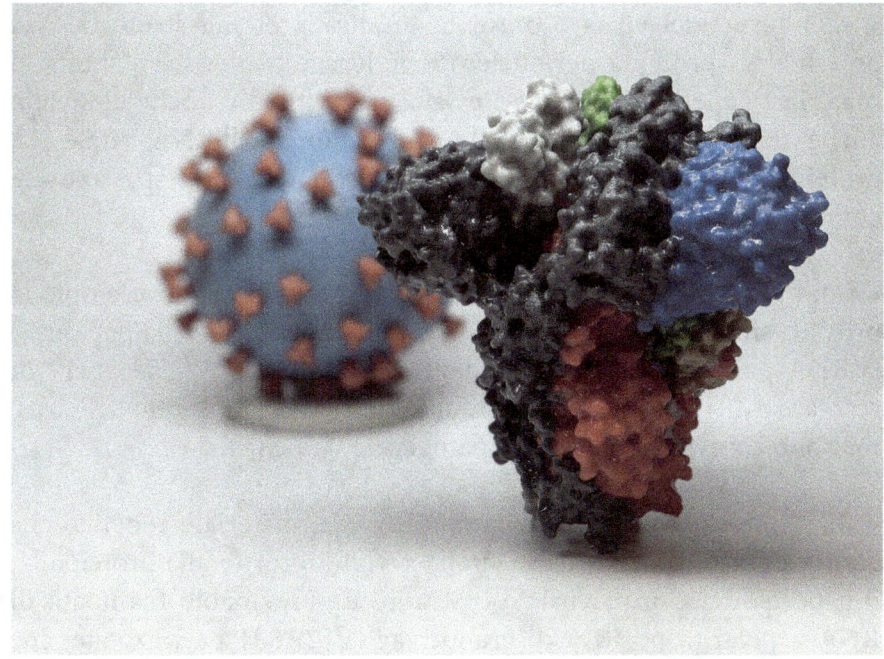

Fig. 3: Spike protein Credit: National Institute of Allergy and Infectious Diseases (NIAID), CC BY 2.0
<https://creativecommons.org/licenses/by/2.0>, via Wikimedia Commons

• La proteina E (proteina dell'envelope) è un'altra importante proteina strutturale composta da 79-109 aminoacidi, si trova incorporata nella membrana derivante dalla cellula ospite, ha il compito di aiutare la glicoproteina S (e quindi il virus) ad attaccarsi alla membrana della cellula bersaglio ed è di supporto all'assemblaggio e al rilascio dei virioni (6).

• La terza proteina strutturale è la proteina M (proteina di membrana), composta da 220 aminoacidi, che definisce la forma dell'envelope, promuovendo la curvatura della membrana, ed interagendo con le proteine E, N ed S, organizza l'assemblaggio dei virioni (6).

• All'interno del virus è presente un'altra proteina strutturale, la proteina N (proteina del nucleo), che lega e conferisce stabilità al materiale genetico intorno ad essa. Quest'ultima è anche coinvolta anche nella trascrizione e nella replicazione dell'RNA virale. La proteina N è altamente conservata nei coronavirus ed è spesso usata come marker diagnostico (6).

• Sono poi presenti le proteine non-strutturali, quali per esempio la proteasi simile alla 3-chimotripsina, la proteasi simile alla papaina o la RNA polimerasi RNA-dipendente, le cui funzioni sono quelle di regolare e dirigere i processi di replicazione e assemblaggio del virus, ma sono coinvolte anche nella patogenesi virale (6).

• All'interno del virione troviamo l'RNA (il materiale genetico che codifica per tutte le proteine virali) avvolto intorno alla proteina N: il genoma dei Coronavirus è costituito da un singolo filamento di RNA a polarità positiva di grande taglia (29.881 basi azotate, che codificano per 9.860 aminoacidi) (6).

LA TRASMISSIONE

SARS-CoV-2 viene trasmesso principalmente tramite droplet e aerosol da una persona infetta quando starnutisce, tossisce, parla o respira e si trova in prossimità di altre persone. Il virus è stato anche isolato dalle feci di casi infetti, indicando che anche la trasmissione fecale-orale potrebbe essere una via di infezione. Le goccioline possono essere inalate o possono poggiarsi su superfici, con cui altri vengono a contatto e vengono, quindi, infettate toccandosi il naso, la bocca o gli occhi. Il virus può sopravvivere su superfici per tempi anche piuttosto lunghi (7).

Il periodo infettivo può iniziare uno o due giorni prima della comparsa dei sintomi, ma è probabile che le persone siano più contagiose durante il periodo sintomatico, anche se i sintomi sono lievi e molto aspecifici. Si stima che il periodo infettivo duri da 8 a 10 giorni nei casi

Materiale	Tempo
Carta	30 minuti
Legno	1 Giorno
Stoffa	1 Giorno
Vetro	2 Giorni
Banconote	2 Giorni
Acciaio Inox	4 Giorni
Plastica	4 Giorni
Interno mascherina	4 Giorni
Esterno mascherina	7 Giorni

Fig. 4: Durata del SARS-CoV-2 su diversi materiali (7)

moderati e in media fino a due settimane nei casi gravi. Le persone infette possono trasmettere il virus sia quando presentano sintomi che quando sono asintomatiche.

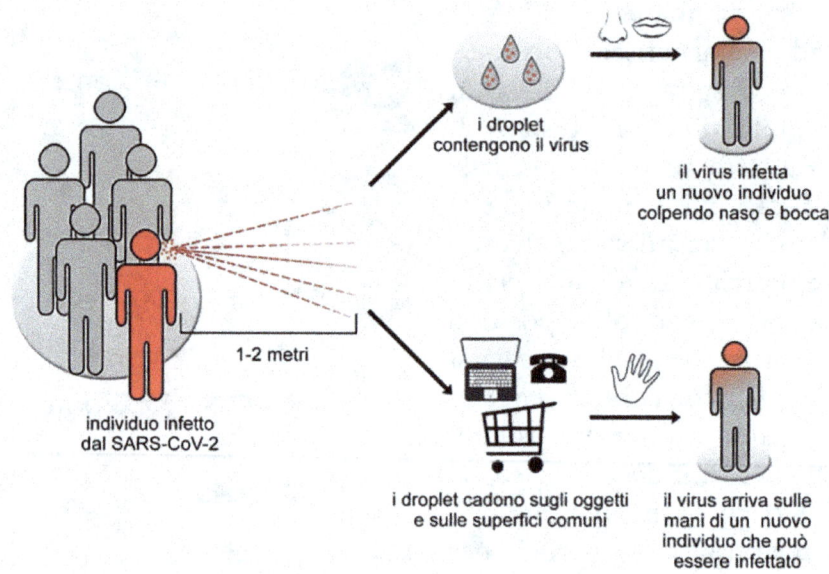

Fig. 5: Metodi di trasmissione del virus SARS-CoV-2

PATOGENESI

SARS-CoV-2 inizia il processo infettivo nel momento in cui, attraverso la proteina spike, riesce a invadere le cellule dell'ospite legando il recettore ACE2 presente sulla membrana plasmatica delle cellule del tratto respiratorio dell'ospite stesso. A questo punto, il virus utilizza i ribosomi dell'ospite per tradurre il proprio genoma a RNA e creare le proteine necessarie alla replicazione dello stesso materiale genetico e all'assemblaggio di nuovi virioni. Un ruolo importante nella trascrizione e replicazione dell'RNA virale spetta alle proteine non-strutturali. Una volta replicato, i virioni escono dalla cellula ospite *uccidendola* (innescando l'apoptosi) e infettando nuove cellule, replicando sempre più velocemente e dando il via alla malattia infettiva vera e propria (6, 8).

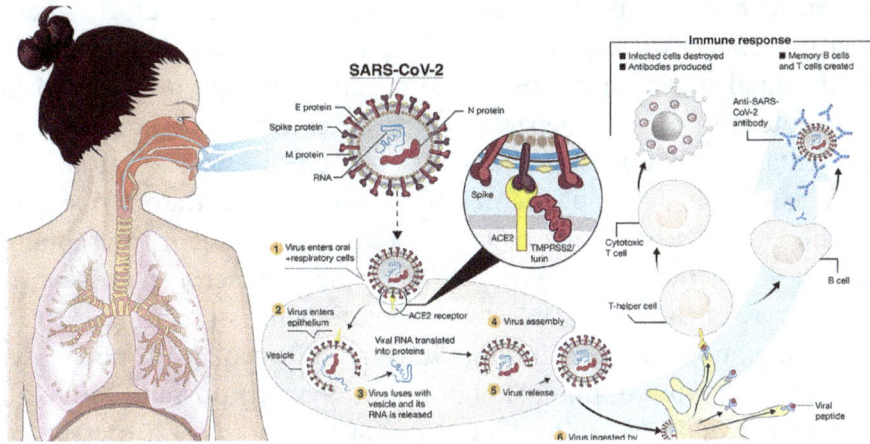

Fig. 6: SARS-CoV-2: infezione e risposta immunitaria. Credit: Colin D. Funk, Craig Laferrière, and Ali Ardakani, CC BY 4.0 <https://creativecommons.org/licenses/by/4.0>, via Wikimedia Commons

SINTOMATOLOGIA

Il virus penetra nell'organismo infettando gli organi che presentano, sulla superficie delle cellule, i recettori ACE2, come polmone, cuore, rene, tratto gastrointestinale e sistema vascolare. Nella maggior parte dei pazienti la malattia si limita ad una sindrome influenzale e, non avendo sottoposto la popolazione generale ad una ricerca a tappeto della presenza del virus nell'organismo, non siamo in grado di stimare quale sia la reale prevalenza della malattia. In una minoranza dei pazienti, si sviluppa polmonite interstiziale, molto spesso bilaterale, associata ad una sintomatologia respiratoria, che nella fase precoce è stabile e senza ipossiemia, ma che può evolvere verso una progressiva instabilità clinica con lo sviluppo di insufficienza respiratoria ipossiemica normocapnica, fino ad un quadro conclamato di sindrome da distress respiratorio acuto (ARDS). Successivamente è possibile uno sviluppo della malattia in un quadro clinico caratterizzato da uno stato iperinfiammatorio che determina conseguenze locali e sistemiche. La malattia può presentarsi con una sintomatologia aspecifica e molto varia, che può essere di accompagnamento ai sintomi respiratori o essere anche l'unica espressione della malattia. Molti pazienti presentano dolori toracici e mialgie associati a iperpiressia, senza dei riscontri obiettivi e strumentali. Molto frequentemente si sono osservati ageusia e anosmia, verosimilmente legati ad un neurotropismo del virus stesso. Quindi, non solo i polmoni, ma altri possano essere gli organi bersaglio: il cuore, l'intestino, la prostata (15-20 per cento dei casi), il sistema nervoso centrale e quello periferico. I sintomi neuropsichiatrici sono molto frequenti e, nell'80 per cento dei casi, si associano anche sintomi psicosensoriali, come la perdita dell'olfatto e del gusto. Ma si sono verificati anche ictus, epilessie, episodi confusionali acuti (8).

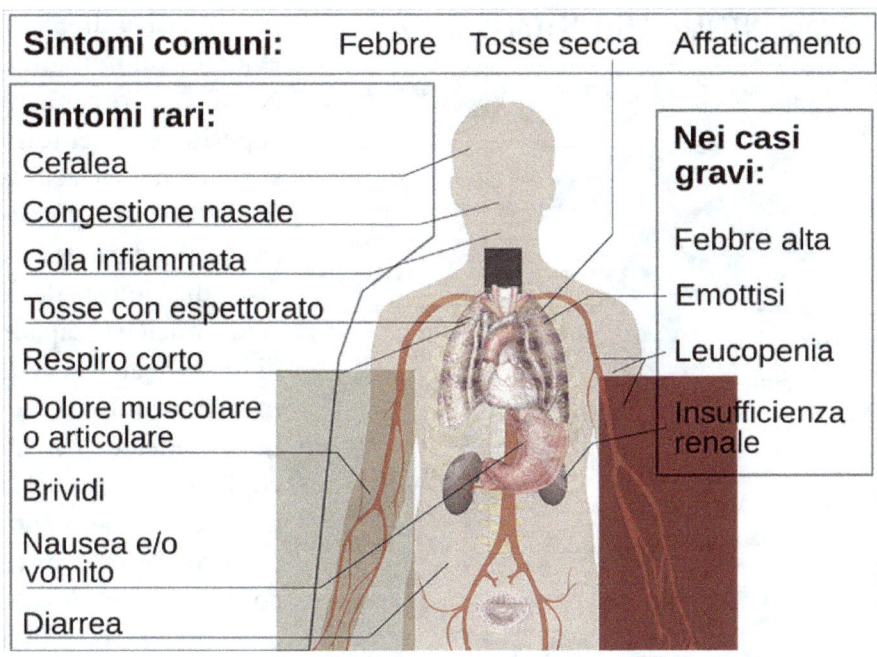

Sintomi comuni: Febbre Tosse secca Affaticamento

Sintomi rari:
Cefalea
Congestione nasale
Gola infiammata
Tosse con espettorato
Respiro corto
Dolore muscolare o articolare
Brividi
Nausea e/o vomito
Diarrea

Nei casi gravi:
Febbre alta
Emottisi
Leucopenia
Insufficienza renale

Fig.7: Sintomatologia COVID-19. Credit: Mikael Häggström, M.D. - Author info - Reusing imagesMikael Häggström, CC0, via Wikimedia Commons

VARIANTI

Tutti gli organismi sopravvivono grazie all'adattamento e i virus non sono da meno, anzi. La loro possibilità di replicarsi esponenzialmente e velocemente li espone a continui errori che, delle volte, possono essere favorevoli alla loro crescita. Le mutazioni sono casuali, e le condizioni ambientali e di fitness determineranno se queste avranno successo (la mutazione è acquisita stabilmente, perché vantaggiosa per l'organismo mutante), se saranno eliminate (perché causano effetti deleteri all'organismo) oppure se saranno anonime (*neutre*,

LE VARIANTI PRESENTI IN ITALIA

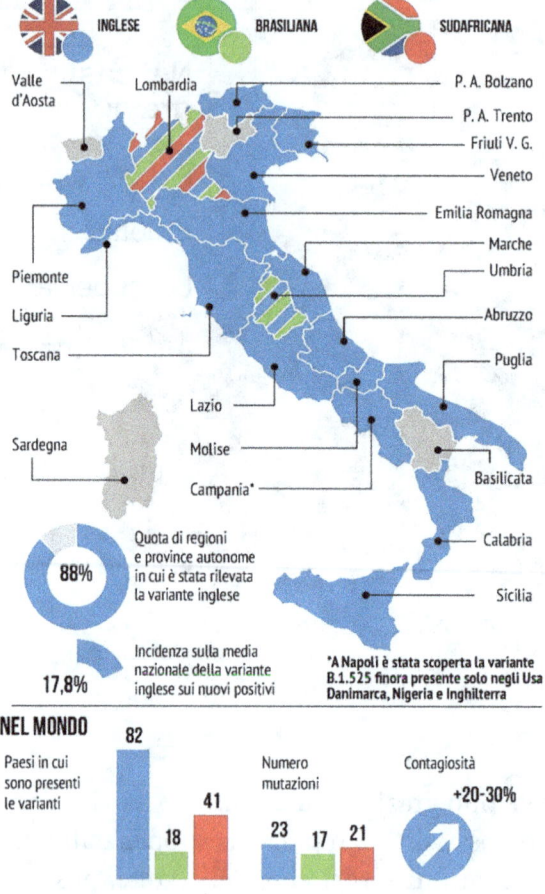

INGLESE   BRASILIANA   SUDAFRICANA

Valle d'Aosta
Lombardia
P. A. Bolzano
P. A. Trento
Friuli V. G.
Veneto
Emilia Romagna
Marche
Umbria
Piemonte
Liguria
Abruzzo
Toscana
Puglia
Lazio
Molise
Sardegna
Campania*
Basilicata
Calabria
Sicilia

88% Quota di regioni e province autonome in cui è stata rilevata la variante inglese

17,8% Incidenza sulla media nazionale della variante inglese sui nuovi positivi

*A Napoli è stata scoperta la variante B.1.525 finora presente solo negli Usa Danimarca, Nigeria e Inghilterra

NEL MONDO

Paesi in cui sono presenti le varianti: 82 18 41

Numero mutazioni: 23 17 21

Contagiosità: +20-30%

perché prive di effetti evidenti sul mutante). Negli organismi superiori è presente un sistema di *correzione di bozze* (*proof-reading*) durante la fase di sintesi degli acidi nucleici capace di limitare gli errori di incorporazione.

La fedeltà nella copiatura degli acidi nucleici aumenta proporzionalmente con la complessità dell'organismo, con il risultato quindi che mammiferi, piante e altre specie sono geneticamente stabili, mentre batteri e virus sono molto più tolleranti verso gli errori e più plastici. SARS-CoV-2 ha accumulato mutazioni dall'inizio dell'epidemia. La conseguente comparsa di varianti potrebbe spiegare la sorprendente diffusione di casi nel mondo e, in base ad analisi genetiche eseguite su migliaia di genomi virali, su recrudescenze e repentini aumenti di incidenza che si sono verificati in diverse aree geografiche di vari continenti. La maggior parte di queste varianti contenevano mutazioni nella proteina spike, l'antirecettore virale. Diversi studi hanno dimostrato che molte di queste varianti aumentano la capacità del virus di infettare cellule di polmoni e tratto respiratorio, spiegando che questo si possa tradurre in una maggiore capacità diffusiva dell'infezione, anche se questo non sembra influire sulla gravità delle infezioni osservate nei pazienti. Un virus evoluto, infatti, accumula mutazioni che gli permettono di replicarsi senza uccidere l'ospite, in quanto, la morte dell'ospite comporterebbe la conseguente scomparsa del virus stesso (9).

RIFERIMENTI

1. Chan, J. F. W., Kok, K. H., Zhu, Z., Chu, H., To, K. K. W., Yuan, S., & Yuen, K. Y. (2020). Genomic characterization of the 2019 novel human-pathogenic coronavirus isolated from a patient with atypical pneumonia after visiting Wuhan. Emerging microbes & infections, 9(1), 221-236.

2. Cevik, M., Kuppalli, K., Kindrachuk, J., & Peiris, M. (2020). Virology, transmission, and pathogenesis of SARS-CoV-2. bmj, 371.

3. De Gasparo, R., Pedotti, M., Simonelli, L., Nickl, P., Muecksch, F., Cassaniti, I., Perciballe, E., Lorenzi, J.C.C., Mazzola, F., Magrì, D., Michalcikova, T., Haviernik, J., Honig, V., Mrazkpva, B., Polakova, N., Fortova, A., Tureckova J., Iatsiuk, V., Di Girolamo, S., Palus, M., Zudova, D., Bednar, P., Bukova, I., Bianchini, F., Mehn, D., Nencka, R., Strakova, P., Pavlis, O., Rozman, J., Gloria, S., Sammartino, J. C., Giardina, F., Gaiarsa, S., Pan-Hammorstrom, Q., Barnes, C. O., Bjrkam, P.J., Calzolai, L., Piralla, A., Baldanti, F., Nussenzweig, M. C., Bieniasz, P. D., Hatzuuoannou, T., Prochazka, J., Sedlacek, R., Robbiani, D. F., Ruzek, D., Varani, L. (2021). Bispecific IgG neutralizes SARS-CoV-2 variants and prevents escape in mice. Nature, 593(7859), 424-428.

4. Fabiani, L., Saroglia, M., Galatà, G., De Santis, R., Fillo, S., Luca, V., Faggioni, G., D'Amore, N., Regalbuto, E., Salvatori, P., Terova, G., Moscone, D., Lista, F., Arduini, F. (2021). Magnetic beads combined with carbon black-based screen-printed electrodes for COVID-19: A reliable and miniaturized electrochemical immunosensor for SARS-CoV-2 detection in saliva. Biosensors and Bioelectronics, 171, 112686.

5. Huang, Y., Yang, C., Xu, X. F., Xu, W., & Liu, S. W. (2020). Structural and functional properties of SARS-CoV-2 spike protein: potential antivirus drug development for COVID-19. Acta Pharmacologica Sinica, 41(9), 1141-1149.

6. Naqvi, A. A. T., Fatima, K., Mohammad, T., Fatima, U., Singh, I. K., Singh, A., Atif, S. M., Hariprasad, G., Hasan, G. M., Hassan, M. I. (2020). Insights into SARS-CoV-2 genome, structure, evolution, pathogenesis and therapies: Structural genomics approach. Biochimica et Biophysica Acta (BBA)-Molecular Basis of Disease, 165878.

7. Chin, A. W., Chu, J. T., Perera, M. R., Hui, K. P., Yen, H. L., Chan, M. C., Peiris, M., Poon, L. L. (2020). Stability of SARS-CoV-2 in different environmental conditions. The Lancet Microbe, 1(1), e10.

8. Perico, L., Benigni, A., Casiraghi, F., Ng, L. F., Renia, L., & Remuzzi, G. (2020). Immunity, endothelial injury and complement-induced coagulopathy in COVID-19. Nature Reviews Nephrology, 1-19.

9. Plante, J. A., Liu, Y., Liu, J., Xia, H., Johnson, B. A., Lokugamage, K. G., Zhang, X., Muruato, A. E., Zou, J., Fontes-Garfias, C. R., Mirchandani, D., Scharton, D., Bilello, J. P., Ku, Z., An, Z., Kalveram, B., Freiberg, A. N., Menachery, V., Xie, X., Plante, K. S., Weaver, S. C., Shi, P. Y. (2021). Spike mutation D614G alters SARS-CoV-2 fitness. Nature, 592(7852), 116-121.

Metodiche analitiche per la rilevazione di SARS-CoV-2

di Fabiana Arduini

Inizialmente, la diagnosi di COVID-19 veniva solitamente effettuata in ospedale mediante tomografia computerizzata, radiografie, ecocardiogrammi e risonanza magnetica, utilizzando strumentazione ad alto costo e personale qualificato. Attualmente, il metodo di riferimento per la rilevazione del SARS-CoV-2 è il tampone molecolare che consiste nel campionamento mediante tampone naso-faringeo seguito da un'analisi di laboratorio mediante real-time PCR (reazione a catena della polimerasi).

Tuttavia, considerando la diffusione del COVID-19 e l'importanza di ottenere una risposta rapida e accurata, l'attività di ricerca internazionale ha da subito iniziato a lavorare per ottenere sistemi diagnostici in grado di rispondere a tali requisiti. In generale, i sistemi di rilevamento SARS-CoV-2 sono suddivisi in tre categorie generali:

 i) diagnostica basata sulla misura di RNA
ii) diagnostica basata sulla determinazione dell'antigene
iii) diagnostica basata sulla rilevazione della risposta anticorpale

All'inizio dell'evento pandemico, i test sierologici anticorpali sono stati utilizzati per la quantificazione delle IgM e IgG come misura di screening per individuare i pazienti positivi. I testi sierologici si basano sull'immunocromatografia a flusso laterale con visualizzazione ad occhio nudo della presenza o meno della risposta anticorpale. Tuttavia, questi test hanno presentato fin da subito un'importante limitazione: la capacità di rilevare la risposta anticorpale solo diversi giorni dopo i sintomi, fornendo risultati negativi a pazienti positivi nei primi giorni dell'infezione. Per stabilire un approccio unico nell'applicazione della diagnostica, la Commissione Europea ha fornito nel 2020 "Linee guida sul COVID-19 per i test diagnostici in vitro e le loro prestazioni (2020/C 122 I/01)" con l'obiettivo di delineare il contesto normativo dei dispositivi diagnostici in vitro nei paesi dell'Unione Europea e fornire una panoramica delle diverse natura e finalità dei test. In dettaglio, i test oggi disponibili per COVID-19 si dividono sostanzialmente in due categorie:

i) Test per valutare la contagiosità del SARS-CoV-2 attraverso la rilevazione di materiale genetico virale (RT-PCR) o dei suoi componenti come la proteina spike (S) o la proteina N
ii) Test per valutare l'esposizione al virus mediante la valutazione della risposta immunitaria del corpo umano all'infezione.

Tuttavia, la Commissione Europea ha anche evidenziato che la diagnostica per la risposta immunitaria non è in grado di dare "una risposta certa sulla presenza o assenza del virus SARS-CoV-2 e quindi non è adatta a valutare se l'individuo testato possa essere contagioso. Tuttavia, i test per la misura degli anticorpi potrebbero rivelarsi essenziali per eseguire indagini siero-epidemiologiche su larga scala sulla popolazione" [EC 2020/C 122 I/01].

Per questo motivo, sono stati fortemente richiesti test rapidi per il rilevamento dell'antigene per valutare facilmente e rapidamente le persone contagiose e quindi delimitare la diffusione del virus tra la popolazione. A tal fine, la Commissione Europea ha prontamente lanciato il 30 gennaio 2020 la Call for Projects dal titolo *SC1-PHECORONAVIRUS-2020: Advancing knowledge for the clinical and public health response to the [COVID-19] epidemic*, finanziando 18 Progetti con un budget 48,5 milioni di euro. I progetti finanziati coinvolgono 151 gruppi di ricerca in tutta Europa (1). Sono stati proposti quattro pilastri principali, basati su:

i) sistemi di monitoraggio delle infezioni
ii) test diagnostici point-of-care
iii) nuovi trattamenti
iv) sviluppo di nuovi vaccini

È evidente che l'alto potenziale della diagnostica è stato fin da subito individuato come fattore chiave per controllare la diffusione del virus, considerando anche il continuo emergere e riemergere di infezioni da virus. Pertanto, per prevenire la morbilità delle malattie virali e la morte prematura nella popolazione mondiale, la rilevazione precoce dell'infezione da virus con i biosensori può sicuramente aiutare ad eludere ulteriori infezioni e virus altamente contagiosi.

MA COSA È UN BIOSENSORE?

Il campo della biosensoristica negli ultimi anni ha avuto una crescita esponenziale dovuta alla sempre più crescente richiesta di dispositivi miniaturizzati per analisi in situ ed in assenza di personale esperto nei diversi contesti che vanno dal biomedicale, all'ambientale, fino al campo della sicurezza.

Ma cosa sono i sensori di grandezze chimiche e i biosensori? Per chi non è del settore, riportiamo la definizione di biosensore da noi scritta e riportata nell' Enciclopedia Italiana - IX Appendice (2015) TRECCANI.

SENSORE. – Sensori di grandezze chimiche. Classificazione e proprietà. Biosensori elettrochimici.

Sensori di grandezze chimiche di Fabiana Arduini, Laura Micheli, Daniela Romanazzo. – I s. chimici sono dispositivi integrati in grado di identificare e/o quantificare, in un sistema in analisi, una o più specie chimiche (analiti). Possiedono caratteristiche analitiche quali l'elevata sensibilità, l'accuratezza e la rapidità di misura, nonché requisiti operativi quali le limitate dimensioni, la maneggevolezza e la stabilità nel tempo. Tali caratteristiche ne consentono la trasferibilità sul campo, per un tempestivo intervento di controllo, e l'uso per operatori non specializzati, fornendo un'importante e valida alternativa ai metodi analitici tradizionali. I s. chimici sono classificati in base al tipo di trasduzione di segnale impiegata.

CLASSIFICAZIONE E PROPRIETÀ
Nei sensori elettrochimici si misura una variazione delle proprietà

elettrochimiche del sistema indotta dalla presenza dell'analita sottoposto ad analisi. Le proprietà elettrochimiche misurabili sono: conducibilità nei s. conduttimetrici, corrente elettrica nei s. amperometrici, potenziale chimico nei s. potenziometrici, resistenza al trasferimento di carica nei s. impedimetrici. La misura prevede l'impiego di celle elettrochimiche combinate con uno strumento di controllo e misura (galvanostato, potenziostato, conduttimetro).

Nei sensori ottici si misurano la variazione dell'assorbimento dell'intensità luminosa, la fluorescenza o la chemiluminescenza dovute alla presenza dell'analita sottoposto ad analisi. La misura prevede l'impiego di spettrometri. Nei sensori calorimetrici si misura la variazione di temperatura dovuta a una reazione esotermica o endotermica generata dall'analita in esame. La misura prevede l'impiego di termistori. Nei sensori piezoelettrici si misura la variazione della frequenza di risonanza, conseguente a una variazione di massa, dovuta alla presenza dell'analita sottoposto ad analisi. La misura prevede l'impiego di microbi-lance al quarzo (QCM, Quartz Crystal Microbalance).

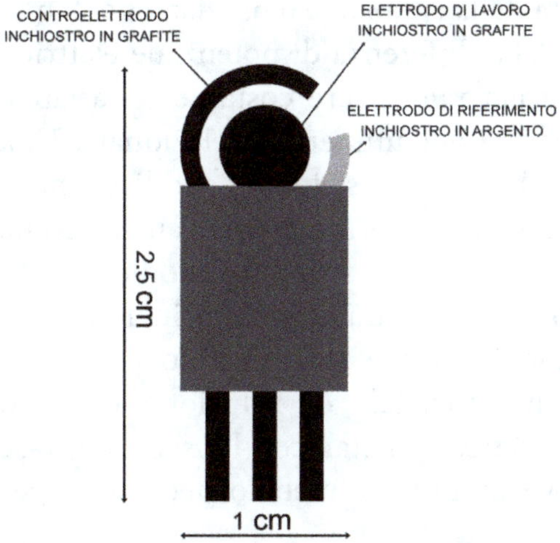

CONTROELETTRODO INCHIOSTRO IN GRAFITE
ELETTRODO DI LAVORO INCHIOSTRO IN GRAFITE
ELETTRODO DI RIFERIMENTO INCHIOSTRO IN ARGENTO
2.5 cm
1 cm

Fig. 8: Schema e dimensioni di un sensore stampato

I s. più diffusi sono i s. elettrochimici e, tra questi, un importante esempio è rappresentato dai s. basati sull'impiego di elettrodi stampati in cui l'elettrodo di lavoro, l'elettrodo di riferimento e il controelettrodo sono ottenuti mediante stampa serigrafica, su supporti quali materiali plastici, carta e tessuti, utilizzando particolari inchiostri conduttori (inchiostro di grafite, inchiostro d'argento ecc.).

Gli elettrodi stampati possono essere prodotti in serie e modificati con nanomateriali (nanotubi di carbonio, grafene e nanoparticelle di oro) che ne elevano le prestazioni di trasduzione. La modifica può essere apportata durante il processo di stampa oppure, in seguito, mediante drop casting o metodi elettrochimici. Nel drop casting una goccia di una dispersione del nanomateriale in un opportuno solvente viene depositata sulla superficie dell'elettrodo di lavoro e si attende l'evaporazione del solvente stesso: il s. risulta così modificato con il nanomateriale. La modifica mediante metodi elettrochimici sfrutta le proprietà delle reazioni di ossidoriduzione: un esempio è rappresentato dalla deposizione di nanoparticelle di oro a seguito della riduzione elettrochimica di acido tetracloroaurico.

Tra i s. elettrochimici, con quelli voltammetrici si misura l'intensità della corrente elettrica generata dalla riduzione o ossidazione di una specie elettroattiva al variare della differenza di potenziale elettrico applicato (ddp). La ddp applicata può essere costante o variabile nel tempo, a seconda della tecnica voltammetrica selezionata. Una tecnica voltammetrica molto sensibile è lo stripping anodico, che si basa sulla capacità di alcuni metalli di formare amalgame o leghe sulla superficie dell'elettrodo di lavoro. Lo stripping anodico, usato per l'analisi di metalli pesanti, consta di due fasi: la prima prevede l'elettrodeposizione del metallo in esame sull'elettrodo di lavoro, mediante l'applicazione di un potenziale di riduzione negativo alla soluzione contenente il catione metallico; la seconda fase prevede la ridissoluzione (o stripping) del metallo depositato per applicazione di un potenziale di ossidazione crescente nel tempo. Durante quest'ultima fase viene registrata la corrente elettrica generata e proporzionale alla concentrazione del metallo. Il grafico ottenuto è un picco la cui posizione sull'asse dei potenziali consente l'identificazione della specie metallica, mentre la sua altezza ne permette la quantificazione fino a concentrazioni dell'ordine di parti per bilione (ppb) o parti per trilione (ppt). La tecnica di stripping con elettrodi stampati è stata utilizzata per misurare ppb di piombo nel latte oppure di piombo, zinco e cadmio in acque contaminate, oppure di arsenico in acque potabili (2).

BIOSENSORI ELETTROCHIMICI

Biosensori elettrochimici. – Quando i s. chimici sono modificati con un biocomponente come un enzima, un anticorpo o una sequenza di DNA (DeoxyriboNucleic Acid), si definiscono biosensori.

Un biosensore è un dispositivo analitico che incorpora un elemento di riconoscimento biologico (o di derivazione biologica) integrato o intimamente associato a un trasduttore di segnale chimico-fisico.

Il segnale in uscita è conseguente alla reazione tra il biocomponente e l'analita e proporzionale alla concentrazione dell'analita stesso. I biocomponenti conferiscono ai s. chimici maggiori prestazioni in termini di specificità e sensibilità.

Quando il biocomponente è rappresentato da un enzima si parla di biosensori enzimatici, tra i quali un importante esempio è rappresentato dal biosensore per la misura del glucosio.

Tale biosensore trova una vasta gamma di applicazioni, nella chimica clinica e in urgenze per la misura del glucosio nel sangue, e nel settore alimentare per la determinazione di glucosio in succhi di frutta, vino e altri alimenti.

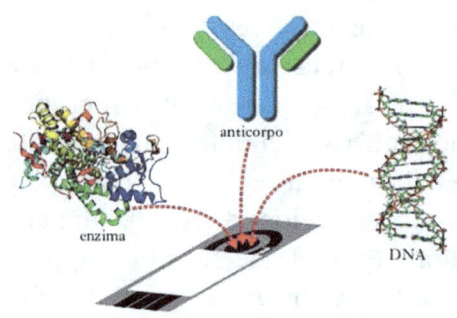

Fig. 9: Schema di un biosensore con esempi di biocomponenti.

Recentemente un biosensore a glucosio è stato applicato all'area dei beni culturali per il monitoraggio dello stato di conservazione dei materiali cartacei, essendo il glucosio uno dei prodotti di degradazione della cellulosa (Micheli, Mazzuca, Cervelli et al. 2014).

Il biosensore utilizzato è costituito da un elettrodo stampato, modificato con nanoparticelle di blu di Prussia (esacianoferratoferrico), sul quale è immobilizzato l'enzima glucosio ossidasi (GOx) che catalizza la seguente reazione:

$$glucosio + O_2 \xrightarrow{GOx} H_2O_2 + acido\ gluconico$$

La concentrazione di acqua ossigenata prodotta è proporzionale a quella di glucosio. L'acqua ossigenata è una specie elettroattiva che genera una variazione del segnale di corrente elettrica a un potenziale applicato di −50 mV in presenza di blu di Prussia.

Quando il biocomponente è rappresentato da un anticorpo (o un antigene), in grado di riconoscere selettivamente un antigene (o un anticorpo), si parla di immunosensore. Il funzionamento dell'immunosensore prevede quindi una fase di riconoscimento attraverso il legame antigene-anticorpo, seguita dalla misura di una specifica reazione tra un substrato e l'enzima con cui l'anticorpo è stato precedentemente marcato (3). Le prestazioni degli immunosensori possono essere amplificate sia modificandoli con nanomateriali sia grazie alla possibilità di marcare l'anticorpo specifico con più di una molecola di enzima, tramite il complesso avidina-biotina (5).

Quando il biocomponente è rappresentato da una molecola di DNA si parla di sensore a DNA. Il principio di misura si basa sul riconoscimento da parte di una sonda a DNA di molecole target. Il progresso tecnologico e la natura semplice dei costituenti e dei legami chimici del DNA rendono le sequenze nucleotidiche di facile progettazione e sintesi. Inoltre, alcune sequenze di DNA, definite aptameri, esprimono specificità di legame anche nei confronti di molecole diverse dalle sequenze nucleotidiche, quali, per es., proteine e metalli pesanti. La potenzialità di impiego dei sensori a DNA è estremamente elevata, in quanto le sequenze nucleotidiche possono essere facilmente funzionalizzate per il riconoscimento selettivo di un elevato numero di analiti. Una recente applicazione riguarda la quantificazione di anticorpi in campioni di sangue intero.

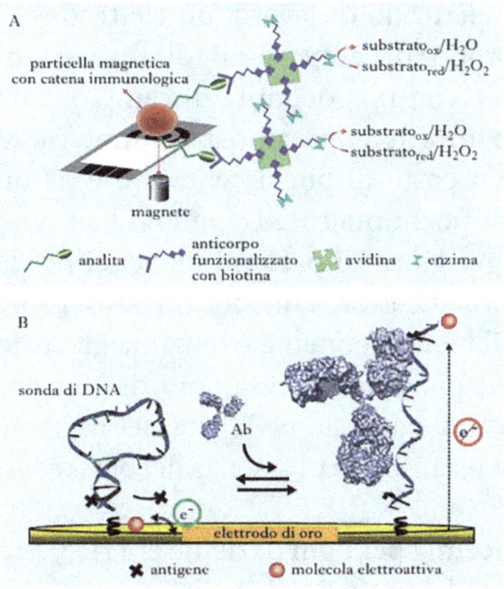

La sonda di DNA è modificata a un'estremità con l'antigene e con un gruppo tiolico, utile all'immobilizzazione su elettrodi stampati di oro, e all'estremità opposta con l'antigene, identico al primo, e con una molecola elettroattiva (blu di metilene). In assenza dell'anticorpo da rivelare, la sonda assume una conformazione chiusa

Fig. 10:
A) immunosensore con particelle magnetiche,
B) sensore a DNA.

che mantiene la molecola elettroattiva vicino all'elettrodo, con conseguente segnale di corrente registrato. In presenza dell'anticorpo la sonda assume una conformazione aperta che allontana la molecola elettroattiva dalla superficie elettrodica, con conseguente diminuzione del segnale di corrente. La differenza di corrente registrata sarà proporzionale alla concentrazione dell'anticorpo da rivelare (6). I gruppi di ricerca che lavorano in questo settore così avanzato sono presenti in tutti i continenti e il limite per queste ricerche è dovuto solo alla fantasia degli scienziati che ci lavorano.

È importante ricordare che i biosensori elettrochimici prodotti mediante stampa serigrafica hanno completamente rivoluzionato la sensoristica elettrochimica perché hanno consentito di trasformare una classica cella elettrochimica costituita, ad esempio nel caso di una cella voltammetrica da un elettrodo di lavoro, un elettrodo di riferimento ed un controelettrodo di dimensioni di diversi cm con un costo superiore a 100 € e con una quantità di campione da analizzare di almeno 10 mL, con un striscetta stampata di dimensioni di pochi cm caratterizzata da un costo di pochi centesimi e da un volume richiesto di campione di pochi microL. L'esempio ben noto è la striscetta che impiegano ogni giorno i pazienti diabetici per la misura della glicemia, tale striscetta è esattamente un biosensore elettrochimico stampato in cui il biocomponente è l'enzima glucosio ossidasi. Questo biosensore è il più evidente esempio di come la biosensoristica può fortemente impattare sia nella vita del paziente che nel sistema economico. Se pensiamo che in assenza dei biosensori a glucosio:
- per il controllo del livello di glicemia per ogni paziente era richiesto un classico prelievo ematico in un laboratorio di analisi

-secondo i dati pubblicati nel 2017 dalla World Diabetes Federation nel mondo sono 415 milioni le persone che vivono con il diabete (1 adulto su 11) e questo numero è destinato ad aumentare a 642 milioni nel 2040.

È ben chiaro quanto il biosensore per la misura del glucosio ha fortemente implementato la qualità di vita del paziente diabetico e ridotto il costo a carico del sistema sanitario.

RIFERIMENTI

1. https://ec.europa.eu/info/sites/default/files/research_and_innovation/research_by_area/documents/ec_rtd_cv-projects-1.pdf
2. Neagu, D., Arduini, F., Quintana, J. C., Di Cori, P., Forni, C., & Moscone, D. (2014). Disposable Electrochemical Sensor to Evaluate the Phytoremediation of the Aquatic Plant Lemna minor L. toward Pb2+ and/or Cd2+. Environmental science & technology, 48(13), 7477-7485.
3. Ammida, N. H., Micheli, L., Palleschi, G. (2004). Electrochemical immunosensor for determination of aflatoxin B1 in barley. Analytica chimica acta, 520(1-2), 159-164.
4. Micheli, L., Mazzuca, C., Cervelli, E., Palleschi, A. (2014). New strategy for the cleaning of paper artworks: a smart combination of gels and biosensors.
5. Romanazzo, D., Ricci, F., Volpe, G., Elliott, C. T., Vesco, S., Kroeger, K., Moscone, D., Stroka, J., Egmond, H. V., Vehniainen, M., Palleschi, G. (2010). Development of a recombinant Fab-fragment based electrochemical immunosensor for deoxynivalenol detection in food samples. Biosensors and Bioelectronics, 25(12), 2615-2621.
6. Vallée-Bélisle, A., Ricci, F., Uzawa, T., Xia, F., Plaxco, K. W. (2012). Bioelectrochemical switches for the quantitative detection of antibodies directly in whole blood. Journal of the American Chemical Society, 134(37), 15197-15200.

Biosensori e COVID-19

DIAGNOSTICA BASATA SULL'ANTIGENE
di Fabiana Arduini

Il primo biosensore descritto in letteratura per la rilevazione dell'antigene SARS-CoV-2 è stato realizzato per un campione di tampone nasofaringeo dal gruppo di ricerca Koreano del professor Seo, applicando il biosensore sviluppato per la misurazione della proteina S in campione di tampone nasofaringeo (1).

La proteina S è stata selezionata perché, come sopra riportato, è una glicoproteina superficiale di SARS-CoV-2 con un'affinità per l'enzima di conversione dell'angiotensina umana 2 (hACE2) utilizzato come recettore per infettare le cellule umane. È stato selezionato un campione di tampone naofaringeo, essendo il campione a più alto rendimento per i test diagnostici, anche se la sua raccolta, sebbene generalmente considerata sicura, è invasiva. In dettaglio, il gruppo di ricerca ha sviluppato un immunosensore a transistor ad effetto di campo basato sul grafene immobilizzando l'anticorpo per la proteina S del SARS-CoV-2, consentendo la rilevazione della proteina S con un limite di rilevazione di 1 fg/ml in soluzione standard.
Questo immunosensore basato su transistor ad effetto di campo è stato testato su campioni di tampone nasofaringeo di pazienti COVID-19 e virus in coltura, osservando un limite di rilevazione pari a 100 fg/mL e $1,6 \times 10^1$ PFU/mL, rispettivamente.
Questo articolo ha aperto la linea di ricerca a livello mondiale per lo

sviluppo di immunosensori per la proteina S, dimostrando l'idoneità dei sistemi di immunosensing per il rilevamento rapido di pazienti affetti da COVID-19.

Come evidenziato in precedenza, un tampone nasofaringeo può essere considerato il principale campione di prelievo, nonostante questa procedura possa provocare disagio e richieda personale sanitario qualificato. Anche se sottovalutata nella prima fase dell'evento pandemico come tipologia di campione, la saliva contiene una concentrazione rilevabile del virus e ha il vantaggio di essere raccolta in sicurezza senza la necessità di personale addestrato. Per esempio To et al. hanno riportato la presenza del virus SARS-CoV-2 nella saliva del 91,7% dei pazienti, dimostrando che si tratta di un campione promettente e non invasivo per la diagnosi, il monitoraggio e il controllo delle infezioni nei pazienti COVID-19 (2). Teo et al. hanno raccolto saliva, tamponi nasali e tamponi nasofaringei da 200 pazienti con un'infezione respiratoria acuta. In totale, il 62,0%, 44,5% e 37,7% dei campioni di saliva, nasofaringei e tamponi nasali autosomministrati sono risultati positivi, sottolineando che la saliva è un campione sensibile e adatto per la diagnosi di COVID-19 (3).

Per il rilevamento di SARS-CoV-2 nella saliva, abbiamo recentemente sviluppato un chip stampato elettrochimico con biglie magnetiche, unendo le competenze appartenenti alle diverse unità coinvolte nel progetto (4). Essendo la sensibilità e l'accuratezza questioni chiave, abbiamo progettato l'immunosensore sfruttando:

i) le biglie magnetiche come supporto della catena immunologica in grado di consentire la pre-concentrazione del virus, migliorando la sensibilità;

ii) il rilevamento elettrochimico, in quanto è noto essere la tipologia di trasduzione caratterizzata nel fornire dispositivi portatili, di facile utilizzo e a basso costo;

iii) il carbon black come nanomateriale per modificare il sensore serigrafato migliorando la sensibilità nella rilevazione del sottoprodotto enzimatico 1-naftolo, con il vantaggio di essere un nanomateriale economico (circa 1 € per 1 Kg).

Inoltre, questo dispositivo è stato concepito come un sistema di facile utilizzo, quindi tutti i reagenti necessari per la creazione della catena immunologica sono stati aggiunti in un unico passaggio nella saliva non trattata e durante il tempo di incubazione di 30 minuti è stata evitata l'agitazione. Per la rilevazione di entrambe le proteine N e S, gli anticorpi per ciascun antigene sono stati selezionati e immobilizzati sulle biglie magnetiche. I due biosensori sviluppati sono stati testati nella saliva non trattata, ottenendo un limite di rilevazione pari a 19 ng/mL e 8 ng/mL, rispettivamente per la proteina S e N. La sua efficacia è stata valutata utilizzando il virus coltivato in un laboratorio di livello di biosicurezza 3 e in campioni clinici di saliva, confrontando i dati ottenuti con campioni di tampone nasofaringeo testati con Real-Time PCR. I risultati ottenuti hanno dimostrato che i biosensori per le proteine N e S sono in grado, nella quasi totalità dei casi, di identificare campioni di pazienti COVID-19, anche in caso di valori CT elevati con Real-Time PCR, dimostrando l'elevata sensibilità del dispositivo sviluppato.

Successivamente, il gruppo del Prof. Drew Hall (USA) ha utilizzato le biglie magnetiche per lo sviluppo di un test utilizzando aptameri per la rilevazione dell'antigene SARS-CoV-2 e sfruttando un glucometro standard come trasduttore (5). In tale studio, un aptamero biotinilato specifico per la proteina SARS-CoV-2 N o S è stato coniugato a una biglia magnetica rivestita di streptavidina e pre-ibridato con un filamento oligonucleotidico antisenso complementare legato covalentemente all'enzima invertasi. Il sistema analitico si basa sulla misurazione dell'interazione dell'antigene virale con l'aptamero, quantificando il rilascio di oligo invertasi-antisenso.

Il complesso aptamero-antigene sulle sfere magnetiche è stato rimosso con un magnete e il complesso rimanente è stato incubato con il saccarosio, il quale viene convertito in glucosio e misurato dal glucometro portatile. Per verificare l'efficacia del sistema, il sistema sviluppato è stato testato sia con SARS-CoV-2 in un laboratorio di livello 3 di biosicurezza sia con campioni di saliva. Nel caso dei campioni di saliva, ha mostrato un limite di rilevazione nella saliva pari a 5,27 pM e 6,31 pM per la proteina N e S, rispettivamente. Infine, gli autori hanno testato il sistema sviluppato per discriminare gli individui infetti da SARS-CoV-2, ottenendo una percentuale di concordanza positiva del 100% e una percentuale di concordanza negativa del 100% con i dati RT-qPCR eseguiti sugli stessi campioni analizzati.

Il gruppo della Prof.ssa Shana Kelly (Canada) ha sviluppato l'immunosensore elettrochimico più veloce reagent-free in grado di determinare il SARS-CoV-2 in 5 minuti utilizzando un chip elettrochimico (6). Il sensore sviluppato è costituito da un anticorpo attaccato a un linker rigido marcato con sonda redox per fornire il segnale elettrochimico. L'applicazione di un potenziale positivo provoca l'attrazione del linker marcato con DNA caricato negativamente sulla superficie producendo una corrente. Poiché la forza di resistenza è influenzata dalle dimensioni dell'analita legato, in presenza di proteina S, e meglio nel caso del virus, la risposta varia.

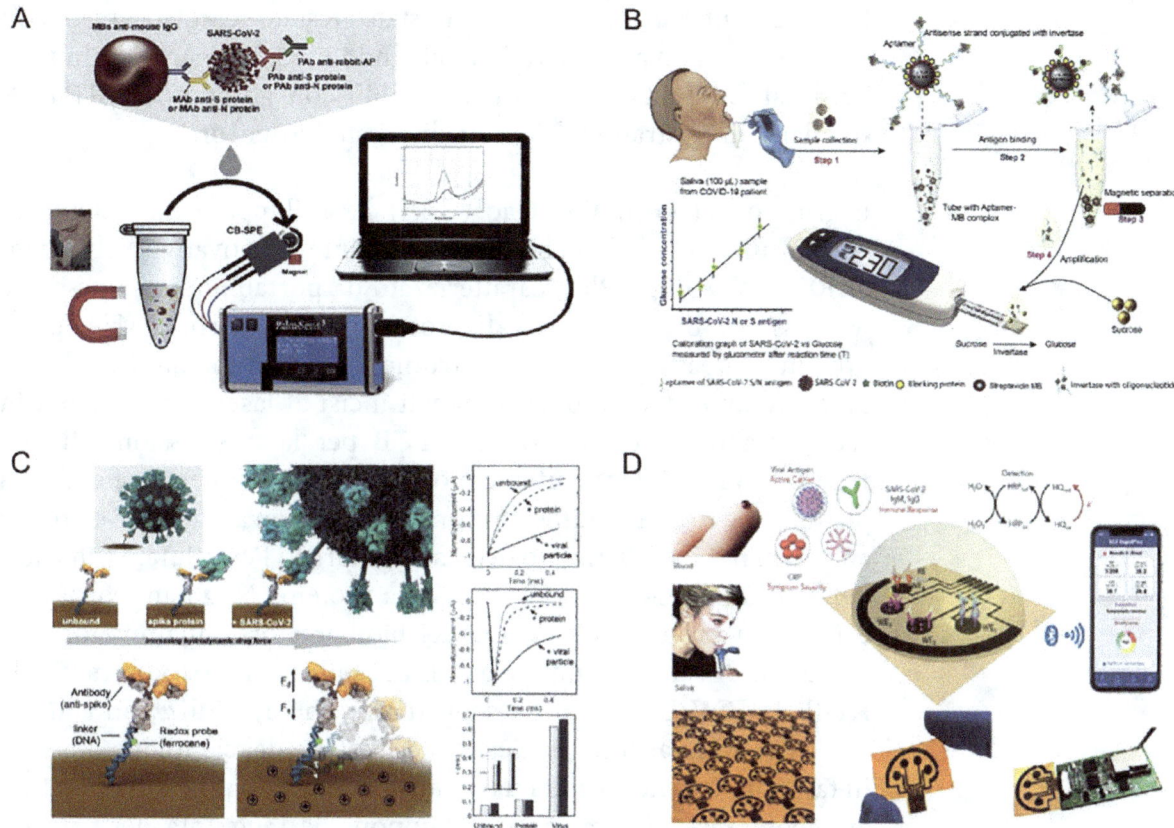

Fig. 11: Rilevazione dell'antigene SARS-CoV-2 nella saliva.

A) Sfere magnetiche combinate con un elettrodo stampato a base di nanomateriali per lo sviluppo di due immunosensori per la rilevazione di proteine S e N (4),

B) Sfere magnetiche per lo sviluppo di un saggio basato su aptameri per la rilevazione di proteine S e N sfruttando un glucometro disponibile in commercio (5);

C) Immunosensore elettrochimico senza reagenti per la lettura diretta delle particelle virali in 5 minuti (6);

D) Sistema di biorilevamento elettrochimico per la rilevazione della proteina N, degli anticorpi IgM e IgG e della proteina C-reattiva del biomarcatore infiammatorio utilizzando lo stesso dispositivo portatile (7).

Lo strumento di rilevamento è stato testato con successo con campioni di saliva, inattivati riscaldando a 65 ° C per 30 minuti, e i risultati sono stati trovati comparabili con gli approcci RT-PCR standard, dimostrando l'efficacia di questo biosensore.

Il gruppo del Prof. Wei Gao (USA) ha sviluppato un sistema di biorilevamento elettrochimico altamente innovativo chiamato SARS-CoV-2 RapidPlex, caratterizzato da portabilità e connessione wireless per il rilevamento di proteina N, anticorpi IgM e IgG e proteina C-reattiva (7). Questo strumento di rilevamento è costituito da array di grafene a quattro canali incisi al laser e producibili in serie combinati con un sistema PCB per la trasmissione di dati wireless a un'interfaccia utente mobile. Per il rilevamento selettivo, la piattaforma è stata modificata chimicamente con antigeni di cattura e anticorpi per il rilevamento degli analiti target. Per valutare l'efficacia del dispositivo, sono stati analizzati la proteina N, gli anticorpi IgM e IgG e la proteina C-reattiva del biomarcatore infiammatorio in campioni di saliva commerciale di pazienti positivi confermati alla RT-PCR COVID-19 (n= 5) e soggetti sani (n= 3). Utilizzando questo dispositivo, l'analisi ha richiesto la diluizione del campione di saliva in tampone fosfato, seguita da incubazione per 10 min a temperatura ambiente, fase di lavaggio con tampone e l'aggiunta dei reagenti necessari per 5 min. I risultati ottenuti hanno dimostrato l'idoneità di questo dispositivo intelligente per il rilevamento multiplex nella saliva e nei campioni di siero, aprendo la strada a una piattaforma di telemedicina altamente innovativa per la gestione del COVID-19.

Diagnostica basata su Tecnologia Crispr-Cas

di Alessandro Porchetta

All'inizio degli anni 2000 diversi laboratori di ricerca di base e applicata alle biotecnologie hanno scoperto che i batteri possiedono un sorprendente sistema immunitario per difendersi dai virus. Si tratta di una serie di forbici molecolari programmabili – la più studiata delle quali è l'enzima Cas9 – in grado di fare a pezzi il materiale genetico infettivo introdotto dai virus. Questa peculiare proprietà ha aperto ad una serie infinita di possibilità nel campo della ingegneria molecolare per applicazioni nel campo delle bio-nanotecnologie e le studiosi chiave quali Emmanuelle Carpentier e Jennifer Doudna sono state insignite del premio Nobel per la chimica. CRISPR-Cas è quindi configurabile come una *scatola degli attrezzi* di modifica genetica in grado di identificare e modificare dei geni target con elevata precisione sotto precise e definite condizioni a contorno.

Recentemente però questa tecnologia ha trovato ampia applicazione anche nel campo della diagnostica molecolare, in particolare per la rilevazione di sequenze specifiche di DNA o RNA [8]. Il principio alla base del metodo è relativamente semplice: in presenza di una specifica sequenza ingegnerizzata di RNA sintetico denominato *RNA guida*, una proteina CRISPR/Cas come Cas9, Cas12 e Cas13 può riconoscere l'acido nucleico target, ovvero nello specifico la sequenza

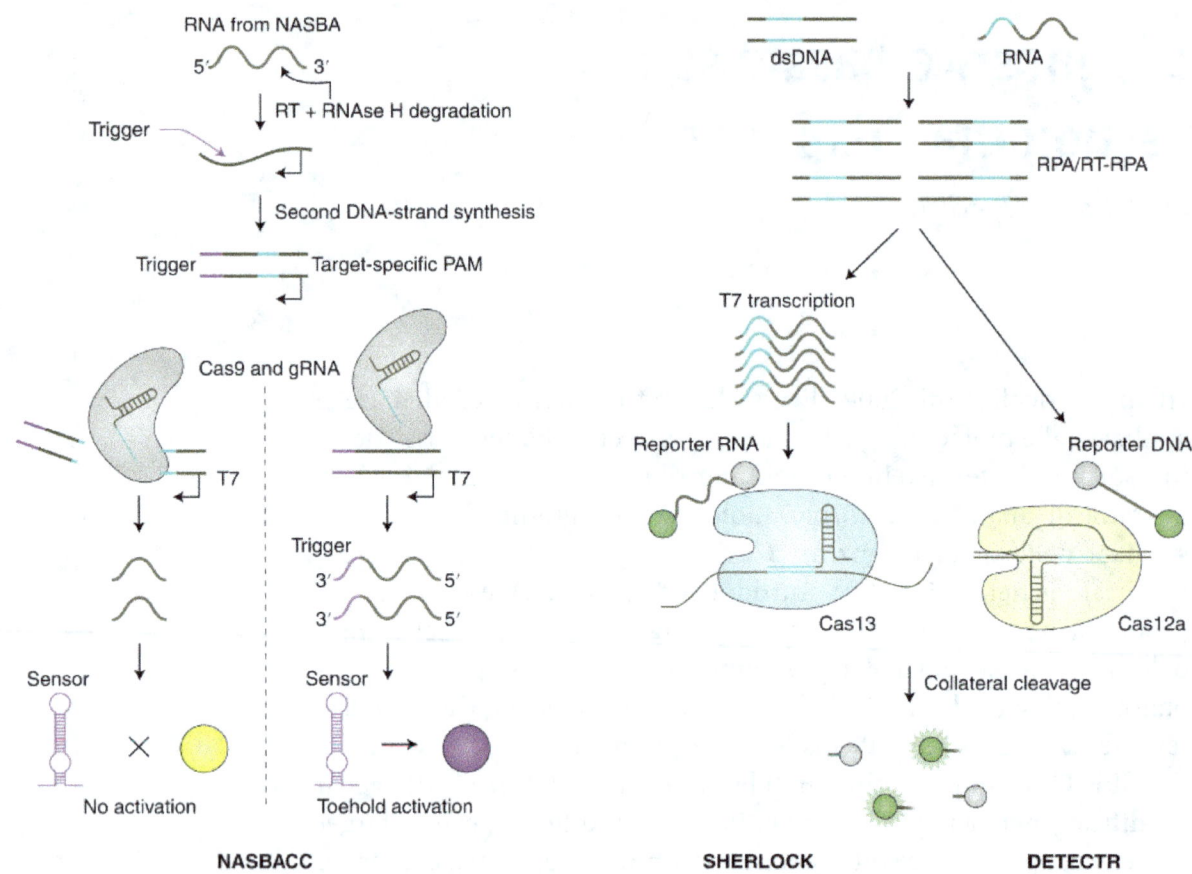

Fig. 12: Esempi di metodi basati su Cas9 (sinistra), Cas12a/13 (destra) per la rilevazione di sequenze specifiche di acidi nucleici target.

di RNA virale, con elevata affinità, producendo l'attivazione di una azione *collaterale* del tutto analoga a quella di un classico enzima nucleasi. L'RNA guida può essere programmato per riconoscere una specifica sequenza di RNA o DNA di interesse attraverso l'appaiamento di basi complementari.

Questo riconoscimento attiva l'attività collaterale di nucleasi aspecifica in grado digerire tutti gli acidi nucleici presenti in soluzione, comprese quegli acidi nucleici denominati *reporter*, ovvero delle sonde a DNA/RNA modificate con opportuni label ottici in grado di produrre una variazione di emissione di luce a seguito della digestione enzimatica. Quest'approccio ha permesso la rilevazione diretta di frammenti di virus a RNA virali in un intervallo compreso tra 10 e 100 copie per microlitro di soluzione; l'intero sistema di rilevazione può essere facilmente incorporato all'interno di un dispositivo di carta a flusso laminare (i.e. lateral flow), dove i reagenti si muovono per capillarità e la presenza del virus viene rilevata dall'apparire di una banda colorata, in una modalità del tutto analoga a quella dei test di gravidanza.

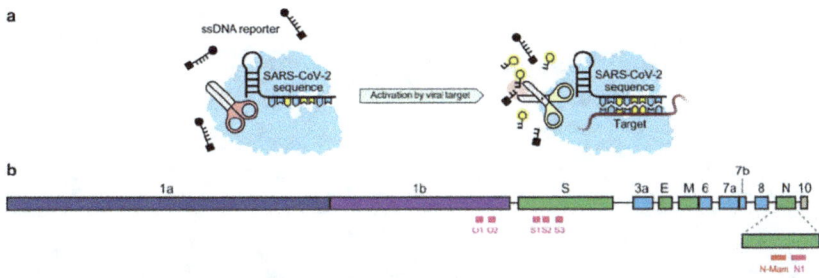

Fig.13: Rilevazione di SARS-CoV-2 attraverso utilizzo di attività collaterale di tipo nucleasi di Cas13. Questo metodo è stato implementato su un dispositivo di carta a flusso laminare. Ristampato con il permesso di (9).

I dosaggi a flusso laterale basati su CRISPR sono una nuova aggiunta al panorama della diagnostica molecolare in rapida evoluzione. Nel corso della pandemia diversi studi hanno evidenziato le potenzialità di questa tecnologia per il monitoraggio dell'infezione da Sars-CoV-2 e diversi dispositivi sono in fase di traslazione clinica e nel prossimo futuro saranno anche in commercio [9]. Nella corsa per lo sviluppo di nuovi metodi e dispositivi rapidi diagnostici, i sistemi CRISPR-Cas rappresentano certamente un settore di frontiera che nel prossimo futuro permetterà a tutti di avere accesso a test diagnostici economici, veloci e accurati in grado di rilevare diverse malattie infettive, tra cui ovviamente COVID-19.

RIFERIMENTI

1. Seo, G.; Lee, G.; Kim, M.J.; Baek, S. H.; Choi, M.; Ku, K.B.; Lee, C. S.; Jun, S.; Park, D.; Kim, H.G.; Kim, S. J.; Lee, J. O.; Kim, B. T.; Park, E. C.; Kim, I. Rapid detection of COVID-19 causative virus (SARS-CoV-2) in human nasopharyngeal swab specimens using field-effect transistor-based biosensor. ACS Nano 2020, 14, 5135–5142.

2. To, K.K. W.; Tsang, O.T. Y.; Leung, W. S.; Tam, A.R.; Wu, T. C.; Lung, D.C.; Yip, C.C. Y.; Cai, J. P.; Chan, J.M. C.; Chik, T.S. H.; Lau, D. P. L.; Choi, C. Y. C.; Chen, L. L.; Chan, W. M.; Chan, K. H.; Ip, J. D.; Ng, A. C. K.; Poon, R. W. S.; Luo, C. T.; Cheng, V. C. C.; Chan, J. F. W.; Hung, I. F. N.; Chen, Z.; Chen, H.; Yuen, K. Y. Temporal profiles of viral load in posterior oropharyngeal saliva samples and serum antibody responses during infection by SARS-CoV-2: An observational cohort study. Lancet. Infect. Dis. 2020, 20, 565–574.

3. Teo, A.K.J.; Choudhury, Y.; Tan, I.B.; Cher, C.Y.; Chew, S.H.; Wan, Z.Y.; Cheng, L.T.E.; Oon, L.L.E.; Tan, M.H.; Chan, K.S.; Hsu, L. Y. Saliva is more sensitive than nasopharyngeal or nasal swabs for diagnosis of asymptomatic and mild COVID-19 infection. Sci. Rep. 2021, 11, 3134.

4. Fabiani, L.; Saroglia, M.; Galatà, G.; De Santis, R.; Fillo, S.; Luca, V.; Faggioni, G.; D'Amore, N.; Regalbuto, E.; Salvatori, P.; Terova, G.; Moscone, D.; Lista, F.; Arduini, F. Magnetic beads combined with carbon black-based screen-printed electrodes for COVID-19: A Reliable and miniaturized electrochemical immunosensor for SARS-CoV-2 detection in saliva. Biosens. Bioelectron. 2021, 171, 112686.

5. Singh, N.K.; Ray, P.; Carlin, A.F.; Magallanes, C.; Morgan, S.C.; Laurent, L.C.; Aronoff-Spencer, E.S.; Hall, D.A. Hitting the di-agnostic sweet spot: Point-of-care SARS-CoV-2 salivary antigen testing with an off-the-shelf Glucometer. Biosens. Bioelec-tron. 2021, 180, 113111.

6. Yousefi, H.; Mahmud, A.; Chang, D.; Das, J.; Gomis, S.; Chen, J.B.; Wang, H.; Been, T.; Yip, L.; Coomes, E.; Li, Z.; Mubareka, S.; McGeer, A.; Christie, N.; Gray-Owen, S.; Chocrane, A.; Rini, J. M.; Sargent, E. H.; Kelley, S. O. Detection of SARS-CoV-2 viral particles using direct, reagent-free electrochemical sensing. J. Am. Chem. Soc. 2021, 143, 1722–1727.

7. Torrente-Rodríguez, R.M.; Lukas, H.; Tu, J.; Min, J.; Yang, Y.; Xu, C.; Rossiter, H.B.; Gao, W. SARS-CoV-2 RapidPlex: A graphene-based multiplexed telemedicine platform for rapid and low-cost COVID-19 diagnosis and monitoring. Matter 2020, 3, 1981–1998.

8. Kaminski, M.M., Abudayyeh, O. O., Gootenberg, J.S., Zhang, F., Collins, J.J. (2021) CRISPR-based diagnostics. Nature Biomedical Engineering, 5(7), 643-56.

9. Ooi, K.H., Liu, M.M., Tay, J.W., Teo S. Y., Kaewsapsak, P., Jin, S., Lee, C. K., Hou, J., Maurer-Stroh, S., Lin, W., Yan, B. (2021) An engineered CRISPR-Cas12a variant and DNA-RNA hybrid guides enable robust and rapid COVID-19 testing. Nature communications, 12(1), 1-23.

Biosensori non solo per la diagnosi di COVID-19

di Fabiana Arduini

Le diverse strategie sviluppate finora sono state ben evidenziate in un congresso internazionale ospitato dalla piattaforma Springer Nature, di cui sotto si riporta il flyer ed il comitato organizzatore (Figura 14).

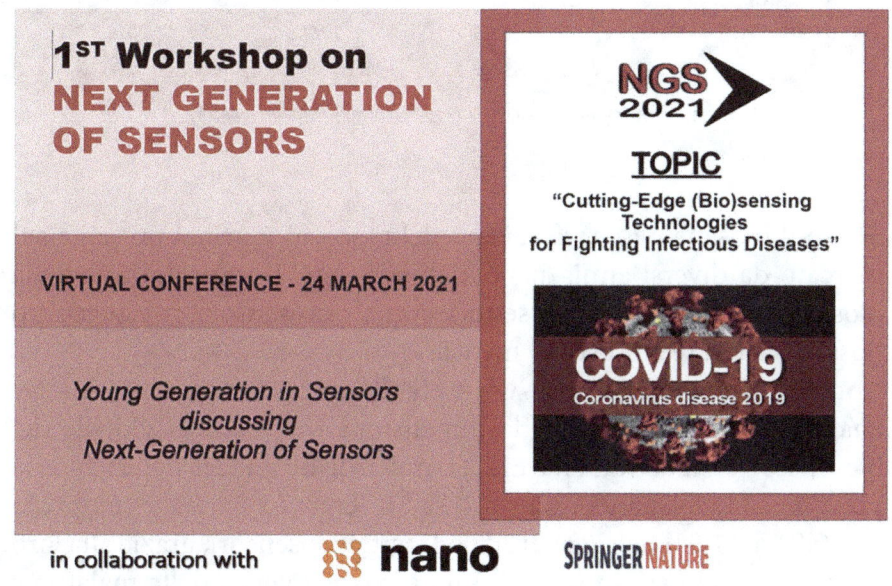

Fig. 14: Flyer congresso internazionale

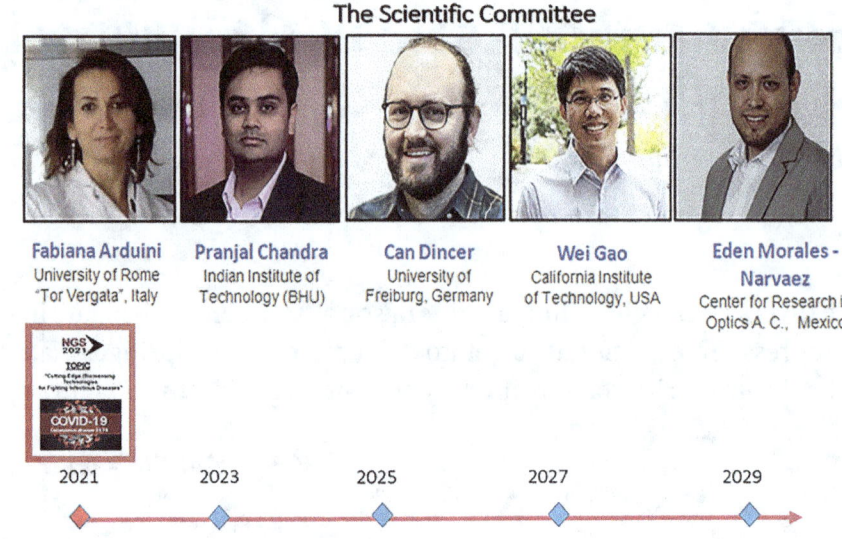

Comitato organizzatore

Ma se il biosensore per la misura del glucosio è ormai presente sul mercato da diversi anni, quale è attualmente lo stato dell'arte della biosensoristica nei diversi settori e quali biosensori ci aspettiamo possano arrivare a breve sul mercato?

Come riportato da https://www.grandviewresearch.com/industry-analysis/biosensors-market la dimensione del mercato globale dei biosensori è stata valutata a 22,4 miliardi di dollari nel 2020 e si prevede che si espanderà a un tasso di crescita annuale composto (CAGR) del 7,9% dal 2021 al 2028. Infatti i biosensori, grazie alla loro capacità di valutare lo stato di salute e l'insorgenza della malattia e progressione, vengono ampiamente utilizzati nell'assistenza sanitaria domiciliare ai pazienti e, pertanto, e si prevede una forte crescita nel mercato. Inoltre, si prevede anche che i progressi tecnologici e varie applicazioni non mediche aumenteranno il mercato dei biosensori, promuovendone così la crescita.

È importante evidenziare che i (bio)sensori elettrochimici risultano i più interessanti dal punto di vista del mercato.
Per fornire un'idea delle molteplici applicazioni, si riportano alcuni (bio)sensori elettrochimici innovativi sviluppati che possono essere in futuro dispositivi presenti nel mercato, se opportunamente industrializzati.

BIOSENSORI E MEDICINA DI PRECISIONE

Per medicina di precisione si intende il tentativo di personalizzare la prevenzione, diagnosi e cure in base al singolo paziente e rappresenta tutt'oggi una delle metodologie più all'avanguardia in questo ambito, riconoscendo a ogni paziente la propria unicità.
Nello scenario della medicina di precisione, abbiamo sviluppato un nuovo lab-on-a-chip basato su carta per fornire uno strumento di rilevamento economico e facile da usare per la somministrazione personalizzata di farmaci nella malattia di Alzheimer. Tra i vari farmaci, abbiamo progettato il dispositivo per valutare l'efficacia di composti (es. fisostigmina, rivastigmina, donepezil) in grado di inibire in modo reversibile l'enzima colinesterasi. Poiché l'attività della colinesterasi è peculiare di ogni paziente, la somministrazione di quantità personalizzate del farmaco può migliorare l'efficacia del trattamento e la qualità della vita del paziente, evitando effetti collaterali dovuti al sovradosaggio. Nel dettaglio, abbiamo sfruttato la membrana VividTM Plasma Separation per trattare il campione di sangue intero, carta da filtro per caricare i reagenti necessari per

la misurazione e carta da ufficio per stampare elettrodi in grado di misurare l'attività della butirrilcolinesterasi, fornendo uno strumento analitico senza reagenti (Figura 15). La curva di calibrazione della butirrilcolinesterasi ottenuta nel campione di sangue ha fornito una linearità compresa tra 2 e 12 U/mL, con una sensibilità di $0,050 \div 0,004$ µA mL/U. Anche le attività di inibizione della fisostigmina, rivastigmina e donepezil verso l'enzima butirrilcolinesterasi sono state misurate nel campione di sangue con linearità rispettivamente fino a 0,5 µM, 25 µM, 30 µM e limiti di rilevamento di 0,009 µM, 0,4 µM, 0,3 µM. Questi risultati dimostrano la capacità dei sensori di origami basati su carta come dispositivi point of care per personalizzare la somministrazione del farmaco nella malattia di Alzheimer.

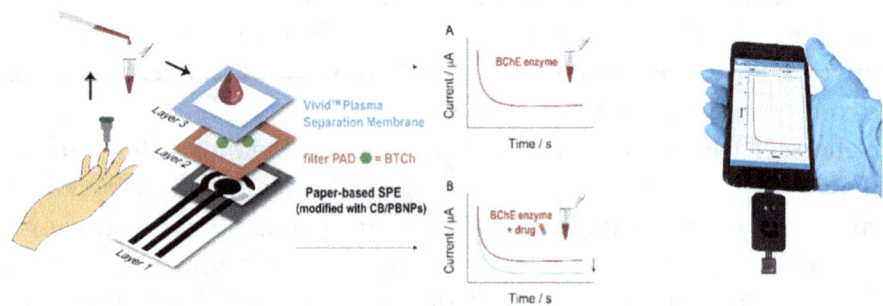

Fig.15: Dispositivo elettrochimico basato su carta per la determinazione di medicinali inibitori dell'enzima colinesterasi. Ristampato con il permesso di (1)

Un'altra applicazione è relativa alla biopsia liquida che rappresenta l'ultima frontiera nel campo oncologico. Un paziente con sospetta diagnosi di cancro di solito deve eseguire analisi di imaging e una biopsia. I campioni del tumore vengono asportati, esaminati al microscopio e, spesso, analizzati per individuare le mutazioni genetiche responsabili della malignità. Insieme, queste informazioni aiutano a determinare il tipo di cancro, quanto è avanzato e il modo migliore per trattalo. Eppure a volte le biopsie non possono essere fatte, come quando a il tumore è difficile da raggiungere. Ottenere e analizzare il tessuto può anche essere costoso e lento. La biopsia liquida si basa sulla quantificazione di biomarker circolanti CtDNA o miRNA. In collaborazione con un gruppo di ricerca del CNR (dott.ssa Maria Moccia) e l'azienda Bioanalytical System, Arezzo, abbiamo sviluppato un biosensore stampato su carta per rilevazione di miRNA-492, il quale è un biomarcatore per l'adenocarcinoma pancreatico. L'adenocarcinoma pancreatico è la malattia neoplastica predominante del pancreas e rappresenta la quarta causa di morte più frequente nelle malattie correlate al cancro, con solo l'8% dei sopravvissuti dopo 5 anni dalla diagnosi. I problemi principali di questo tipo di cancro si basano su un rapido progresso (cioè 14 mesi dallo stadio T1 a uno stadio T4), sintomi aspecifici con ritardo nella diagnosi e assenza di strategie di screening efficaci. Nel nostro caso, abbiamo sviluppato un biosensore elettrochimico serigrafato su carta da ufficio ed ingegnerizzato con un nuovo peptide (PNA) altamente specifico (Figura 16). La formazione dell'addotto PNA/miRNA-492 è stata valutata mediante monitoraggio dell'interazione tra il rutenio

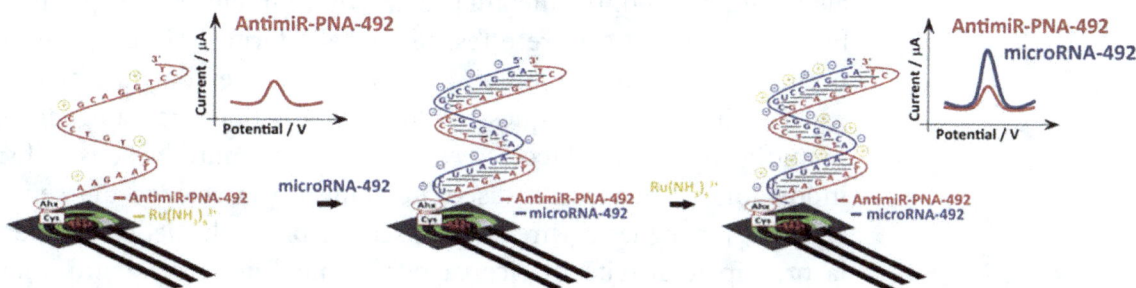

Fig. 16: Biosensore stampato su carta per rilevazione di miRNA-492 biomarcatore per l'adenocarcinoma pancreatico. Ristampato con il permesso di (2)

esamino carico positivamente con il PNA non carico e/o duplex PNA/miRNA-492 carico negativamente mediante voltammetria a impulsi differenziali. Il biosensore stampato su carta ha fornito un intervallo lineare fino a 100 nM, con un LOD di 6 nM. L'applicabilità in campioni reali è stata dimostrata misurando il miRNA-492 in campioni di siero non diluiti.

BIOSENSORI INDOSSABILI

Come riportato dal World Economic Forum, entro il 2030 la natura stessa della malattia sarà ulteriormente sconvolta dalla tecnologia. La quarta rivoluzione industriale assicurerà che gli esseri umani vivano vite più lunghe e più sane, così che gli ospedali del futuro diventeranno più simili a pit-stop. I sensori indossabili attualmente disponibili in commercio sono finalizzati al rilevamento di parametri fisici tra cui la frequenza cardiaca e la saturazione di ossigeno nel sangue arterioso, ma non forniscono alcuna informazione a livello molecolare (rilevamento chimico). Nel campo della ricerca a livello accademico, diversi gruppi hanno recentemente dimostrato che i dispositivi miniaturizzati possono potenzialmente monitorare elettroliti, metaboliti e metalli pesanti, direttamente sul corpo in vari biofluidi, come il sudore e l'essudato della ferita. Sebbene i recenti progressi nei sensori chimici e nei dispositivi epidermici siano in generale incoraggianti, questi sviluppi non hanno ancora eguagliato i rapidi progressi e il successo commerciale ottenuti dai sensori fisici indossabili a causa della disconnessione tra la scienza dei sensori chimici, l'ingegneria wireless e il settore biomedicale. Attualmente la principale attività di ricerca per la rilevazione di alcuni analiti nel sudore mediante sistemi indossabili è svolta negli Stati Uniti dai gruppi guidati dal Prof. J. Wang e dal Prof. J.A. Rogers. In Italia, un interessante sensore indossabile sviluppato grazie al finanziamento del Ministero della Difesa, progetto Patchstress è stato riportato dal nostro gruppo in collaborazione con il gruppo del Prof. Marocco, Dipartimento di Ingegneria Civile ed Ingegneria Informatica, Università degli Studi di Roma Tor Vergata.

In dettaglio, abbiamo sviluppato un dispositivo epidermico wireless e flessibile per il monitoraggio del pH nel sudore, fabbricato sviluppando un sensore potenziometrico serigrafato, un circuito integrato e un'antenna incorporati nello stesso substrato Kapton (Figura 17). Un film di ossido di iridio è stato elettrodepositato sull'elettrodo di lavoro in grafite per fornire lo strato sensibile al pH, mentre il circuito integrato consente l'acquisizione e la memorizzazione dei dati. Inoltre, un'antenna di identificazione a radiofrequenza che circonda l'intero sistema consente la trasmissione dei dati a un lettore esterno fino a quasi 2 m nel caso più

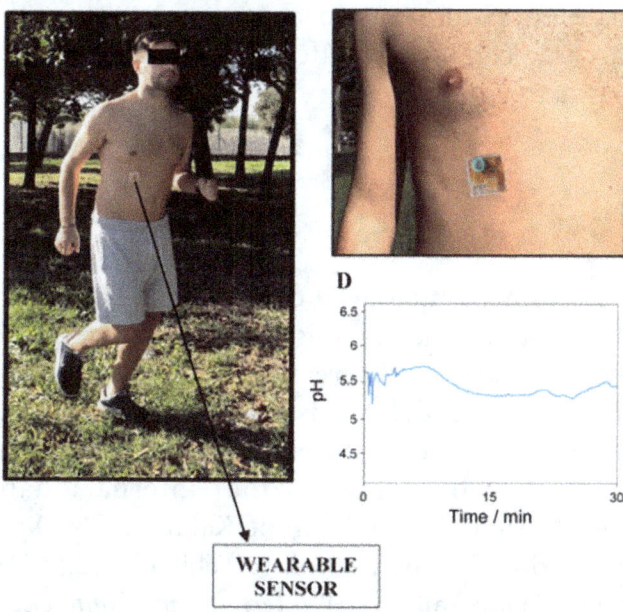

Fig. 17: Dispositivo epidermico wireless e flessibile per il monitoraggio del pH nel sudore, basato sull'uso di un sensore stampato, un circuito integrato e un'antenna.
Ristampato con il permesso di (3).

favorevole. Il sensore potenziometrico è stato prima caratterizzato da esperimenti di voltammetria ciclica, quindi è stata ottimizzata la procedura di elettrodeposizione dell'ossido di iridio. Successivamente, il sensore è stato testato per il rilevamento del pH in soluzioni tampone con una risposta quasi nernstiana pari a -0,079 ± 0,002 V per unità di pH.

Gli studi di interferenza dei comuni ioni del sudore, inclusi Na^+, K^+ e Cl^-, hanno mostrato una non influenza sulla risposta del sensore di pH. Infine, il dispositivo epidermico integrato è stato testato per il monitoraggio del sudore del pH corporeo in tempo reale durante un'attività di corsa. I dati registrati per un soggetto in corsa sono stati trasmessi senza fili ad un ricevitore esterno, che mostra un valore di pH vicino a 5,5, in accordo con il valore ottenuto dalla misurazione di riferimento del pH-metro.

BIOSENSORI E CBRN

La riposta rapida è sicuramente una delle caratteristiche più utile nel campo della sicurezza, sia per la misura di armi chimiche che biologiche. Tale attività è in essere nel nostro gruppo di ricerca grazie ai finanziamenti del Ministero della Difesa, alla collaborazione con il Dipartimento Scientifico del Policlinico Militare Celio (Gen. Lista), alle collaborazioni internazionali come il Bundeswehr (Monaco, Germania), Prof. Kai Kehe. Dr. Dirk Steinritz, e tenendo conto anche che la Prof.ssa Fabiana Arduini è il rappresentante italiano nel comitato dell'*International Conference CBRNE - Research & Innovation*.

ESEMPIO DI BIOSENSORE INNOVATIVO PER LA MISURA DI UN'ARMA CHIMICA: L'IPRITE

La sintesi e l'impiego di composti tossici volatili come armi chimiche con un potere distruttivo su larga scala hanno introdotto nell'ultimo secolo una nuova insidiosa minaccia. In questo quadro, lo sviluppo di strumenti di rilevamento indossabili rappresenta un punto critico nel campo della sicurezza, al fine di fornire sistemi di allarme precoce. Qui è stato sviluppato un nuovo biosensore elettrochimico indossabile per il rilevamento rapido e in loco di mostarde. Poiché un attacco chimico viene tipicamente effettuato spruzzando questi agenti volatili nell'aria, il sensore è stato progettato per poter misurare tali armi chimiche direttamente nella fase aerosol, oltre che nella fase liquida. Gli elettrodi sono stati serigrafati su un supporto di carta da filtro, che ha permesso di sfruttare la porosità della carta per

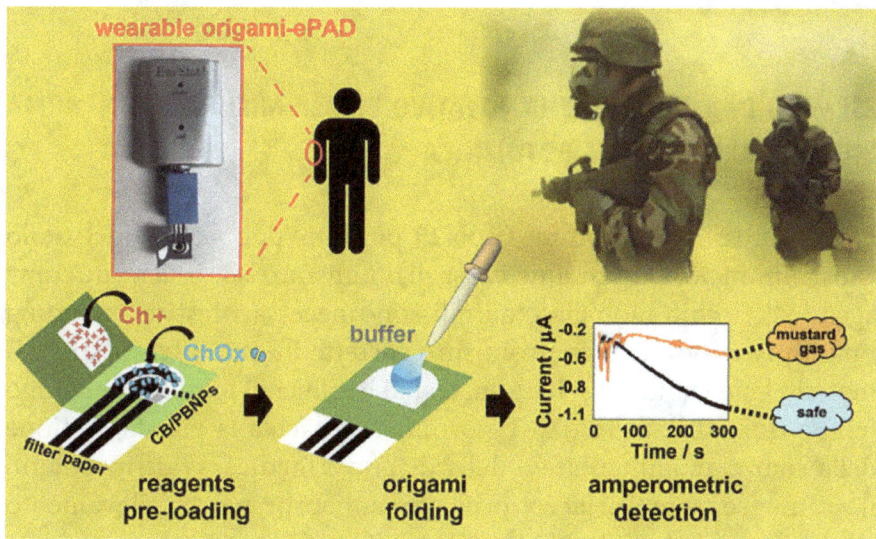

Fig. 18: Biosensore elettrochimico indossabile per il rilevamento rapido e in loco di mostarde. Ristampato con il permesso di (4).

precaricare tutti i reagenti necessari nella carta e quindi realizzare un dispositivo simile a un origami e privo di reagenti. La rilevazione dell'arma chimica è stata effettuata monitorando i loro effetti inibitori nei confronti dell'enzima colina ossidasi, attraverso la misurazione amperometrica del sottoprodotto enzimatico perossido di idrogeno (Figura 18). Un nanocomposito di nerofumo/blu di Prussia è stato utilizzato come modificatore dell'inchiostro di grafite conduttivo che costituisce l'elettrodo di lavoro, consentendo l'elettrocatalisi della riduzione del perossido di idrogeno. Dopo aver verificato la capacità di rilevamento verso un simulante, è stata dimostrata l'applicabilità del risultante biosensore tipo origami per la rilevazione rapida e in tempo reale dell' Iprite in collaborazione con il Bundeswehr Medical Academy, Medical CBRN Defence, e il Bundeswehr Institute of Pharmacology and Toxicology di Monaco, Germania, ottenendo limiti di rilevazione pari a 1 mM e 0,019 g·min/m^3 rispettivamente per la fase liquida e per quella aerosol.

ESEMPIO DI BIOSENSORE INNOVATIVO PER LA MISURA DI UN' ARMA BIOLOGICA: LA TOSSINA BOTULINICA

Le neurotossine botulinum (BoNT) prodotte dal batterio del suolo Clostridium botulinum sono causa di botulismo e sono elencate come agenti di rischio biologico, quindi sono necessari test di screening rapidi per adottare le contromisure corrette in modo tempestivo. Il metodo gold standard si basa sul test di letalità del topo con un lungo tempo di analisi, ovvero 2-5 giorni, che ostacola la pronta gestione della sicurezza alimentare e della diagnosi medica. Qui riportiamo il primo sensore cartaceo privo di anticorpi per il rilevamento affidabile e rapido di BoNT/A e BoNT/C, sfruttando la loro capacità di scissione verso un peptide sintetico in grado di imitare il substrato naturale SNAP-25. Il peptide viene marcato con la molecola elettroattiva blu di metilene e immobilizzato sull'elettrodo a base di carta modificato con nanoparticelle d'oro. Poiché BoNT/A e BoNT/C possono scindere il peptide con la rimozione del blu di metilene dalla superficie dell'elettrodo, la presenza di queste neurotossine nel campione porta a una diminuzione del segnale proporzionale alla quantità di BoNT. Il biosensore sviluppato con il peptide selezionato e abbinato al potenziostato assistito da smartphone è in grado di rilevare sia BoNT/A che BoNT/C con una linearità fino a 1 nM e un limite di rilevazione pari a 10 pM. Tale attività è stata svolta grazie al finanziamento del Ministero della Difesa, Biaptabont in collaborazione con il Dipartimento Scientifico prima menzionato, l'Università di Padova, il CNR ed è stato depositato un brevetto per tale sensore.

BIOSENSORI E AMBIENTE

I pesticidi sono largamente utilizzati a livello mondiale per migliorare la produzione alimentare, soddisfacendo i bisogni della popolazione mondiale, che aumenta di anno in anno. Sebbene i pesticidi persistenti (ad esempio il diclorodifeniltricloroetano (DDT)) siano stati sostituiti con altri meno persistenti, la contaminazione del cibo, del suolo e dell'acqua da parte dei pesticidi rimane un problema di interesse pubblico. Per gestire al meglio questo problema, la Commissione Europea stabilisce norme per un impiego sostenibile dei pesticidi promuovendo l'adozione della Lotta Integrata (Direttiva 2009/128/CE). Tuttavia, le vendite di pesticidi nell'Unione Europea nel periodo 2011-14 sono aumentate, raggiungendo 395.628 t di principi attivi, a dimostrazione che l'uso diffuso di pesticidi è ancora un problema in corso (Eurostat, 2016). La criticità dei pesticidi è evidenziata anche nel quadro della Politica Europea sulle Acque, pesticidi come chlorfenvinfos, chlorpyriphos, atrazina sono stati riportati nell' elenco prioritario delle sostanze pericolose (Direttiva 2008/105/CE). In questo scenario complessivo, la rilevazione di pesticidi nelle acque a basse concentrazioni (livello ppb) è necessaria per assolvere all'aspetto normativo e per preservare la salute dell'ambiente e degli esseri umani. La rilevazione dei pesticidi viene solitamente effettuata mediante cromatografia liquida o gascromatografia abbinata alla rilevazione spettrometrica di massa; tuttavia, questi metodi richiedono l'allestimento di un laboratorio, strumentazioni costose, personale qualificato e spesso l'uso di solventi organici, producendo rifiuti non sicuri. Per evitare i suddetti inconvenienti, negli ultimi anni sono stati sviluppati diversi biosensori elettrochimici, che offrono vantaggi quali economicità, facilità d'uso, dispositivi miniaturizzati e idoneità per applicazioni in situ, in accordo con l'11° principio della Green Chemistry (5).

In questo lavoro abbiamo sviluppato in collaborazione con ARPA Lazio (dott. Luca Amendola), il primo dispositivo basato su carta origami tridimensionale per il rilevamento di diverse classi di pesticidi combinando diversi biosensori di inibizione enzimatica. Questo dispositivo è stato sviluppato integrando due diversi elettrodi serigrafati a base di carta da ufficio e più pad a base di carta da filtro per caricare enzimi e substrati enzimatici (Figura 19). L'analisi versatile di diversi pesticidi è stata effettuata piegando e dispiegando la struttura a base di carta da filtro, senza alcuna aggiunta di reagenti e alcun trattamento del campione (cioè diluizione, filtrazione, regolazione del pH). La piattaforma cartacea è stata impiegata per rilevare il paraoxon, l'acido 2,4-diclorofenossiacetico e l'atrazina sfruttando la capacità di questi diversi tipi di pesticidi (cioè insetticidi organofosforici, erbicidi fenossi-acidi ed erbicidi triazinici) di inibire la butirrilcolinesterasi, la fosfatasi alcalina e tirosinasi, rispettivamente. Il grado di inibizione correlato alla quantità di pesticidi è stato valutato mediante monitoraggio cronoamperometrico dell'attività enzimatica in assenza e in presenza di pesticidi mediante l'utilizzo di un potenziostato portatile. Per migliorare la sensibilità, gli elettrodi a base di carta sono stati modificati con solo nerofumo nel caso di piattaforme per la rilevazione di acido 2,4-diclorofenossiacetico e atrazina, oppure decorati con nanoparticelle di blu di Prussia per la rilevazione di paraoxon. Il dispositivo cartaceo è stato applicato per

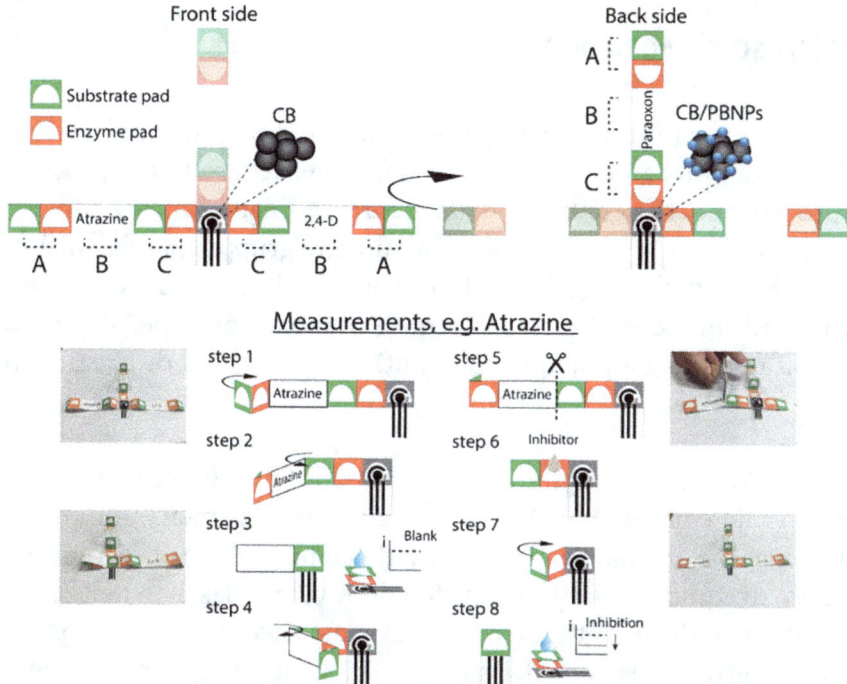

Fig. 19: Dispositivo elettrochimico basato su carta origami tridimensionale per il rilevamento di diverse classi di pesticidi. Ristampato con il permesso di (6).

la rilevazione di paraoxon, acido 2,4-diclorofenossiacetico e atrazina a livello di ppb sia in soluzioni standard che in campioni di acqua di fiume. L'accuratezza di questo biosensore elettrochimico multiplo basato su carta è stata valutata nell'acqua del fiume mediante studi di recupero, ottenendo valori soddisfacenti (ad esempio per paraoxon $90 \pm 1\%$ e $88 \pm 2\%$, rispettivamente per 10 e 20 ppb). Il dispositivo di carta origami tridimensionale proposto consente il rilevamento rapido, conveniente e accurato dei pesticidi nelle acque superficiali grazie alla combinazione di carta da filtro e carta da ufficio, serigrafia, stampa a cera e tecnologia dei nanomateriali.

(BIO)SENSORI E AGRIFOOD

I biosensori nel campo dell'agrifood hanno molteplici applicazioni dal controllo della qualità del cibo finito, nel controllo dei processi di produzione, nel controllo della sicurezza degli alimenti. Diversi biosensori sono stati sviluppati dal nostro gruppo per la misura di pesticidi nelle acque potabili, Salmonella, micotossine. Qui riportiamo un sensore recentemente sviluppato utile per capire la sicurezza dell'acqua potabile contenuta nelle bottiglie di plastica in termini di corretta conservazione.

Il bisfenolo A è uno degli interferenti endocrini più rilevanti per la sua tossicità e ubiquità nell'ambiente, essendo largamente impiegato come materia prima per i processi di fabbricazione di un ampio numero di composti. Inoltre, il bisfenolo A viene rilasciato nell'acqua potabile quando le bottiglie a base di plastica vengono trasportate in modo errato alla luce del sole. Per la salute degli esseri umani, il rilevamento rapido e in loco del bisfenolo A nell'acqua potabile conservata in bottiglie risulta un rilevante problema analitico. Qui riportiamo un sensore elettrochimico stampato nuovo ed economico per un rilevamento del bisfenolo A. Questo sensore comprende l'intera cella elettrochimica stampata su carta da filtro e i reagenti per la misurazione caricati nella carta, per fornire uno strumento analitico privo di reagenti (Figura 20). L'elettrodo di lavoro è stato stampato utilizzando inchiostro modificato con carbon black un nanomateriale conveniente per la determinazione del bisfenolo A sensibile e sostenibile. Diversi parametri tra cui pH, frequenza e ampiezza sono stati ottimizzati consentendo un limite di rilevamento di 0,03 μM con due intervalli lineari 0,1-0,9 μM e 1 μM-50 μM, utilizzando la voltammetria ad onda quadra come tecnica elettrochimica. I soddisfacenti valori di recupero riscontrati nei campioni di acqua potabile hanno dimostrato l'idoneità di questo sensore per analisi di screening in campioni di acqua. Questi risultati hanno rivelato l'attrattiva di questo dispositivo basato su carta grazie alla combinazione sinergica di carta e carbon black come materiali economici.

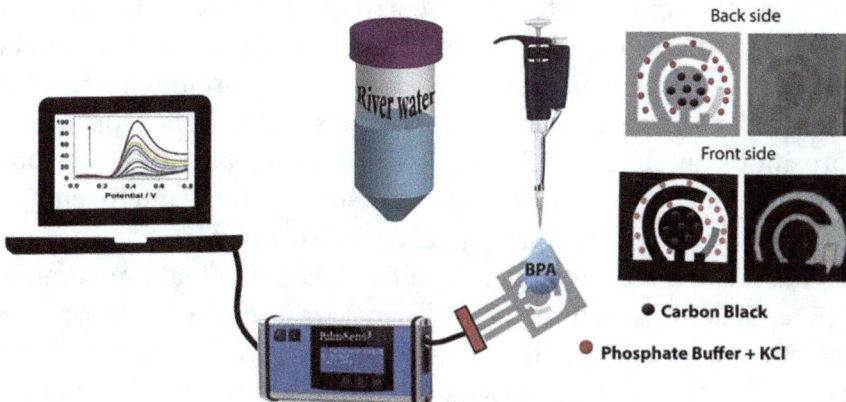

Fig. 20: Dispositivo elettrochimico basato su carta per la determinazione rapida del bisfenolo A. Ristampato con il permesso di (7).

SENSORI E ARCHITETTURA

Il cemento armato è stato impiegato in tutto il mondo come materiale da costruzione leader per strutture pubbliche e private, nonché nell'arte scultorea moderna. Nonostante l'ineguagliabile resistenza meccanica e versatilità di modellazione di questo materiale, diversi processi interconnessi sono responsabili della sua progressiva degradazione (es. carbonatazione, penetrazione di agenti che favoriscono l'invecchiamento), diminuendone la durabilità nel tempo e rappresentando un rischio per la sicurezza pubblica o l'eredità culturale. Con l'obiettivo di affrontare questo problema, noi abbiamo sviluppato diversi sensori negli ultimi anni per affrontare questa problematica grazie al finanziamento del MIUR-MAECI progetto Innoconcrete all'interno del progetto bilaterale Italia-Svezia, in collaborazione con il partner svedese Prof. Kersti Hermansson, Uppsala University e ARPA Lazio, Dott. Alessandro Sassolini.

In un lavoro, abbiamo sviluppato il primo dispositivo cartaceo per affrontare una delle preoccupazioni mondiali dell'età moderna: il deterioramento indotto dalla corrosione del cemento armato. Infatti, il monitoraggio dell'estensione della corrosione nelle costruzioni in cemento armato è stato riconosciuto come una priorità per la sicurezza pubblica. In questo lavoro, la proprietà di porosità di un elettrodo Ag/AgCl serigrafato a base di carta sono state sfruttate per realizzare uno strumento analitico intelligente da applicare direttamente sulla superficie solida del calcestruzzo per la valutazione della corrosione. L'analisi è stata effettuata misurando il potenziale elettrochimico tra l'armatura metallica e il sensore, richiedendo solo 70 µL di soluzione elettrolitica. Il sensore è stato prima testato in laboratorio utilizzando campioni di cemento armato e poi applicato sulla vera opera d'arte all'aperto Music Collection Session di Arman (Milano, Italia) (Figura 21).

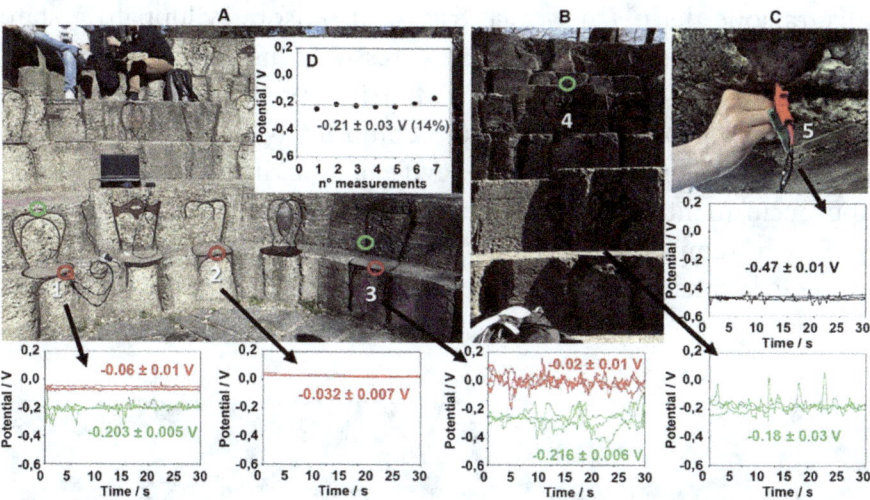

Fig. 21: Sensore elettrochimico in carta per la valutazione della corrosione di armature incorporate in strutture in calcestruzzo. Ristampato con il permesso di (8).

Successivamente , abbiamo sviluppato una nuova configurazione di un sensore serigrafato, ottenuto dalla combinazione di un supporto in poliestere flessibile e robusto e un dispositivo in carta da filtro serigrafata per l'applicazione diretta sulla superficie del calcestruzzo (Figura 22). Il nostro sensore è costituito da una cella elettrochimica stampata in poliestere che consente duplici misurazioni su cemento armato, ovvero (i) la valutazione della probabilità di corrosione dei rinforzi metallici (che supera il metodo standard del potenziale a semicella) e (ii) l'impiego di un film di ossido di iridio sensibile al pH per la misurazione del pH del calcestruzzo. La carta è stata utilizzata come materiale poroso in grado di assicurare il collegamento elettrochimico tra l'elettrodo stampato Ag/AgCl e la matrice solida di calcestruzzo, fungendo anche da involucro protettivo per l'elettrodo. Dopo i test di laboratorio, che hanno rivelato le notevoli prestazioni dei sensori nel distinguere tra diversi livelli di corrosione e nella misurazione del pH del calcestruzzo, il sensore sviluppato è stato applicato per la misurazione in sito presso il Museo Giacomo Manzù (Ardea, Italia), dimostrandone l'idoneità per la reale applicazione alla conservazione del patrimonio culturale. Nel complesso, questo dispositivo diagnostico maneggevole e non invasivo fornisce un approccio analitico innovativo per il monitoraggio multiparametrico in loco e tempestivo dei fenomeni fisico-chimici che mettono in pericolo la conservazione duratura delle strutture in cemento armato.

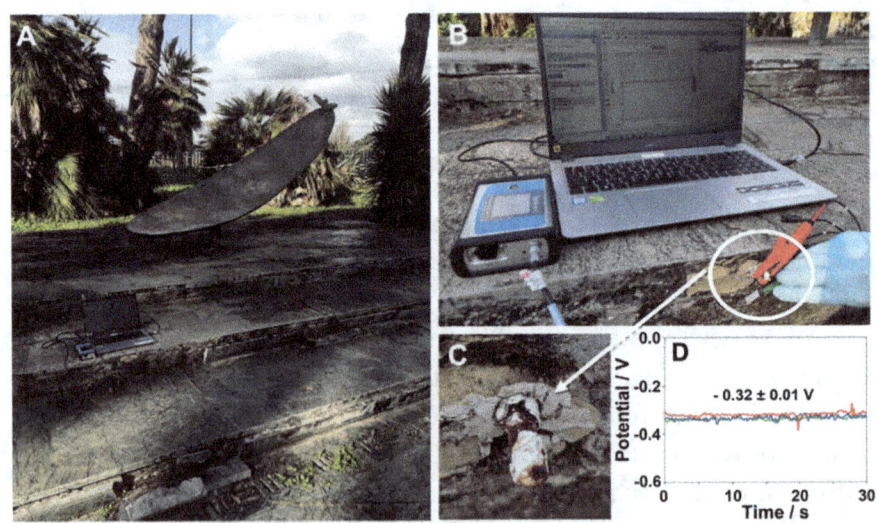

Fig. 22: Sensore elettrochimico in carta per diagnostica e monitoraggio di strutture in cemento armato. Ristampato con il permesso di (9).

RIFERIMENTI

1. Caratelli, V., Ciampaglia, A., Guiducci, J., Sancesario, G., Moscone, D., & Arduini, F. (2020). Precision medicine in Alzheimer's disease: An origami paper-based electrochemical device for cholinesterase inhibitors. Biosensors and Bioelectronics, 165, 112411.

2. Moccia, M., Caratelli, V., Cinti, S., Pede, B., Avitabile, C., Saviano, M., ... & Arduini, F. (2020). based electrochemical peptide nucleic acid (PNA) biosensor for detection of miRNA-492: a pancreatic ductal adenocarcinoma biomarker. Biosensors and Bioelectronics, 165, 112371.

3. Mazzaracchio, V., Fiore, L., Nappi, S., Marrocco, G., & Arduini, F. (2021). Medium-distance affordable, flexible and wireless epidermal sensor for pH monitoring in sweat. Talanta, 222, 121502.

4. Colozza, N., Kehe, K., Dionisi, G., Popp, T., Tsoutsoulopoulos, A., Steinritz, D., Moscone D., Arduini, F. (2019). A wearable origami-like paper-based electrochemical biosensor for sulfur mustard detection. Biosensors and bioelectronics, 129, 15-23.

5. Anastas, P. T., & Warner, J. C. (1998). Green chemistry: Theory and practice. Oxford England: Oxford University Press.

6. Arduini, F., Cinti, S., Caratelli, V., Amendola, L., Palleschi, G., & Moscone, D. (2019). Origami multiple paper-based electrochemical biosensors for pesticide detection. Biosensors and Bioelectronics, 126, 346-354.

7. Jemmeli, D., Marcoccio, E., Moscone, D., Dridi, C., & Arduini, F. (2020). Highly sensitive paper-based electrochemical sensor for reagent free detection of bisphenol A. Talanta, 216, 120924.

8. Colozza, N., Sassolini, A., Agosta, L., Bonfanti, A., Hermansson, K., & Arduini, F. (2020). A Paper-Based Potentiometric Sensor for Solid Samples: Corrosion Evaluation of Reinforcements Embedded in Concrete Structures as a Case Study. ChemElectroChem, 7(10), 2274-2282.

9. Colozza, N., Tazzioli, S., Sassolini, A., Agosta, L., di Monte, M. G., Hermansson, K., & Arduini, F. (2021). Multiparametric analysis by paper-assisted potentiometric sensors for diagnostic and monitoring of reinforced concrete structures. Sensors and Actuators B: Chemical, 130352.

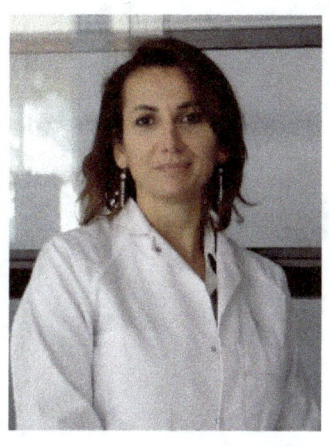

FABIANA ARDUINI

Professore Associato presso il Dipartimento di Scienze e Tecnologie Chimiche, Università di Roma Tor Vergata, CEO della start-up SENSE4MED, DG presso Laboratorio Certificato ISO9001 LabCap, Università di Roma Tor Vergata, Editore di Green Analytical Chemistry Journal, Elsevier, Editore Associato Microchemical Journal, Elsevier, Editore SMicro-and Nano-Sensors, Frontiers in Sensors, e Coordinatore del Gruppo Interdivisionale Sensori, Società Chimica Italiana 2019-2021.

La sua attività di ricerca riguarda lo sviluppo di sensori elettrochimici miniaturizzati principalmente basati su elettrodi stampati modificati con nanomateriali e stampati su carta applicati nei settori ambientale, biomedicale, agrifood e difesa, con oltre 120 articoli pubblicati su riviste peer-review, indice H 41, fonte Scopus Settembre 2021, > 5 brevetti.

Il suo nome è presente in PLoS Biology https://doi.org/10.1371/journal.pbio.3000384 che ha elencato il 2% dei più citati rcercatori nel mondo.

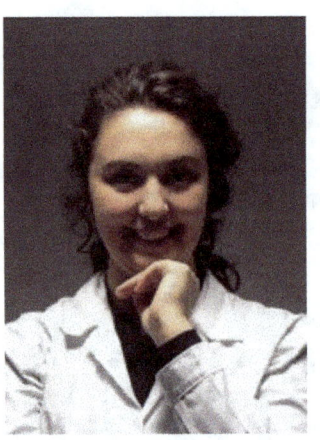

LAURA FABIANI

Laura Fabiani, laureata in biotecnologie industriali, è un dottore di ricerca in scienze chimiche, attualmente assegnista di ricerca presso il dipartimento di Scienze e Tecnologie Chimiche dell'Università di Roma Tor Vergata.

La sua attività di ricerca riguarda principalmente lo sviluppo di immunosensori elettrochimici e colorimetrici per la determinazione di contaminanti biologici e chimici. Questa attività l'ha vista coinvolta nello sviluppo di dispositivi per la rilevazione del SARS-CoV-2 in saliva. 8 articoli pubblicati su riviste scientifiche, un brevetto.

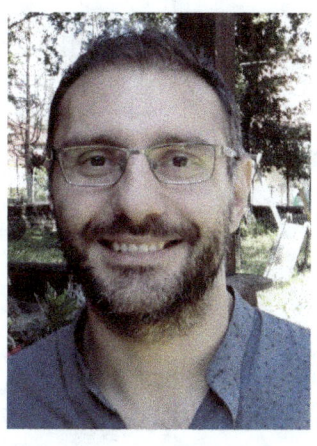

ALESSANDRO PORCHETTA

PhD in Chimica presso l'Università degli Studi di Roma Tor Vergata (Nov 2011 - Jan 2015) sotto la supervisione del Prof. Ricci Francesco. Ha trascorso diversi periodi all'estero durante il dottorato ed il post-doc, in particolare all'Università di Santa Barbara in California (UCSB) e all'Università di San Diego (UCSD), all'interno di progetti europei per la mobilità (Marie Curie Actions). Durante il dottorato ha vinto il premio *Primo Levi Award* assegnato dalla società chimica italiana al giovane ricercatore per la produzione della migliore pubblicazione dell'anno (2014). Nel 2018 è stato insignito del premio European Young Chemist Award dalla società chimica europea. È attualmente ricercatore a tempo determinato (RTD- B), abilitato alla docenza e decente dei corsi di *Fondamenti di Chimica Analitica* e di *Chimica Analitica Applicata*.

Si occupa dello sviluppo di nuovi metodi analitici e biosensori basati su DNA e, più recentemente, su tecnologia CRISPR-Cas. Ha pubblicato 36 articoli riviste internazionali ISI peer-reviewed, molte delle quali come primo autore e autore corrispondente in riviste ad alto impatto (13 papers in journals with impact factor (IF) > 10 (5 JACS + 2 Nano Letters + 1 Acc. Chem. Res. + 1 Ang. Chem. Int. Ed.). Ha svolto il ruolo di responsabile scientifico di unità di ricerca nell'ambito del progetto europeo *SMS* finanziato all'interno del programma Horizon2020. E' attualmente responsabile di un progetto europeo Horizon-2020 RISE-Marie Skłodowska-Curie project *Nano-OligoMed*.

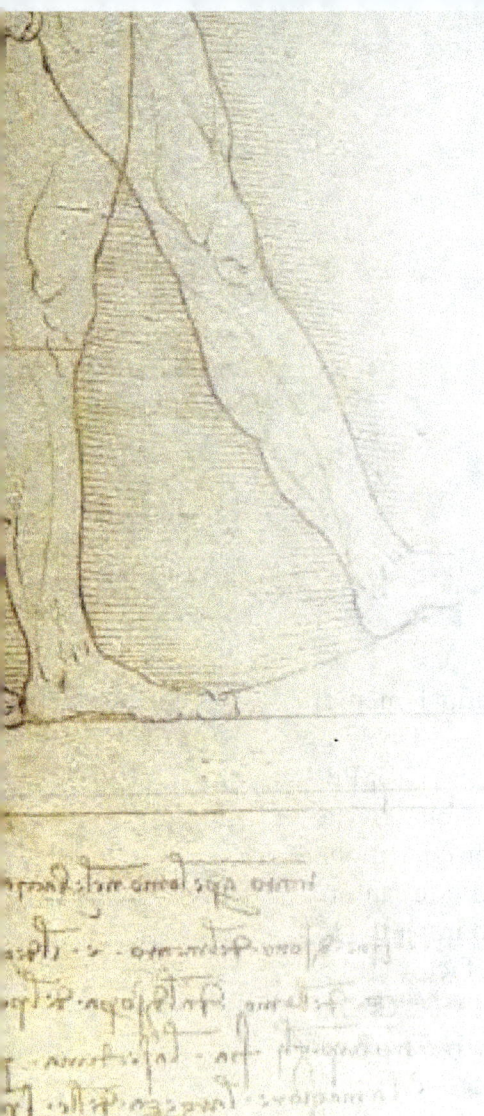